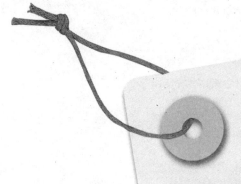

阿嬷什么都知道！

万事问阿嬷：
养生顺口溜

张妍 著

U0215131

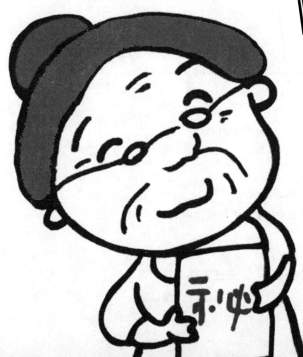

浙江科学技术出版社

图书在版编目（CIP）数据

万事问阿嬷：养生顺口溜 / 张妍著.—杭州：浙
江科学技术出版社，2013.3
ISBN 978-7-5341-5230-6

Ⅰ. ①万… Ⅱ. ①张… Ⅲ. ①养生（中医）—普及读
物 Ⅳ. ①R212-49

中国版本图书馆CIP数据核字(2012)第311723号

著作权合同登记号　图字：11-2012-129号

原书名：《老祖宗教你的自然养生方》
本书通过四川一览文化传播广告有限公司代理，经雅书堂文化事业有
限公司授权出版中文简体字版

书　　名　万事问阿嬷：养生顺口溜
著　　者　张妍
出版发行　浙江科学技术出版社
网　　址　www.zkpress.com
　　　　　杭州市体育场路347号　邮政编码：310006
　　　　　办公室电话：0571-85062601
　　　　　E-mail：zkpress@zkpress.com
排　　版　烟雨
印　　刷　北京大运河印刷有限责任公司
经　　销　全国各地新华书店
开　　本　680×990　1/16　　　　　印　张　13
字　　数　100 000
版　　次　2013年3月第1版　2013年3月第1次
书　　号　ISBN 978-7-5341-5230-6　　定　价　28.00元

责任编辑　宋 东　李骁睿　　责任美编　孙 菁
责任校对　刘 丹　　　　　　责任印务　徐忠雷

【前言】
从祖先的智慧中汲取养生智慧

　　很多人最初接触的顺口溜，都是在幼儿园里跟老师一同念的儿歌，比如"饭要一口一口地吃，事要一件一件地做"、"吃饭莫饱，饭后莫跑"……当时念这些朗朗上口的顺口溜只是好听好玩，对于内容总是一知半解，甚至一无所知。但是如今仔细品味，每一句顺口溜都是中国人的一个瑰宝。

　　中华民族是世界上最长寿的民族之一，迄今为止已经有五千多年的历史，在这五千多年中，涌现了许许多多的中医学著作，这些都是中华民族真正的宝藏。但是跟这些一样重要的，还有在这数千年的历史长河里流传下来的那一句句有关养生的顺口溜，它们也许没有形成科学的体系；它们也许只是只言片语，甚至有些由于年代久远，已经有了很多版本，但是无可否认的是，这每一句顺口溜都是千百年间人们智慧的结晶，是数千年来人们经验的总结。所以每一句顺口溜都值得我们重新去品味、去解读、去学习，继续用它来让我们变得更健康、更长寿！

　　如果你想不费吹灰之力就得到几千年养生经验的总结，想轻轻松松就弄清楚长寿的秘诀，想不用了解复杂的科学原理就可以收获健康，就与我一起听古人讲那养生的道理吧！

目 录

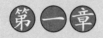

读顺口溜，懂饮食

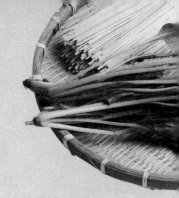

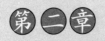

读顺口溜，明禁忌

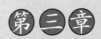

读顺口溜，度四季

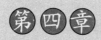

读顺口溜，学保健

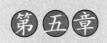

读顺口溜，防疾病

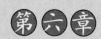

读顺口溜，做运动

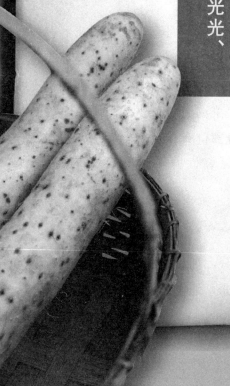

第一章

读顺口溜，懂饮食

从十五则顺口溜中学饮食，让你小病扫光光、大病永离身！

1 吃菜吃心，听话听音

　　"吃菜吃心，听话听音"，这句简单的顺口溜道出了食用蔬菜的一个秘诀：注重菜心！

　　说起吃菜心，就必须要提到传统宴席中的一道名菜——开阳白菜。相传它是从清宫御膳房中流传出来的一道菜谱，看起来并不出奇，只是几颗白菜飘在白汤中，价格却十分昂贵。同其他的宫廷菜品一样，它从用料到制作都十分讲究。先不提它用数种上等鲜料熬制的汤头，单是这白菜选择就很考究，必须选择最新鲜的、小而嫩的白菜为原料，制作时要将其外面几层的菜叶剥去，只留下中间那点看上去有些嫩黄，将熟未透的嫩菜心，只有这样，才能将这道菜品的鲜嫩感完整地呈现出来。

　　除了开阳白菜以外，很多宴席中都少不了菜心的身影，在一些精致的餐馆中，小小的一盘炒菜心往往都价值不菲，这是因为这一小盘菜心可能是从几斤蔬菜中挑选出来的。为什么菜心在高档宴席之中如此受欢迎，为什么开阳白菜这道名菜要专门挑选嫩黄的菜心作为原料，菜心同白菜的其他部位有什么不同，吃菜心到底有哪些好处？

小顺口溜，大学问

　　菜心是蔬菜最中央的内叶部分，是蔬菜中最为鲜嫩的部分，它被先成熟的菜叶一层层地包裹起来，通常为嫩黄色或嫩绿色。从营养学的角度来说，菜叶和菜心的营养价值基本相当，一些维生素，如维生素C等，在菜叶中的含量反而还要略微高一点，那为什么在传统顺口溜中要说"吃菜吃心"？

向菜心要生命力

在中医养生学的理论中，有一个非常重要的思想，就是"向食物要生命力"，是指我们吃下去的食物会转化成人体的生命动力，如果吃了"有生命力"的食物，人的机体也会变得健壮有活力，很多补品，如人参、冬虫夏草等都具有耐寒或耐干燥的能力，在较为极端的环境下也能生存，属于有生命力的食物。食用了这种食物，就会吸收它的"生发"功能，对维持身体的健康有很大的好处。

菜心正是这样一种具有"生命力"的食物，它是蔬菜中最新鲜的成分，像是蔬菜中的"婴儿"，充满了活力和生命力，正在努力吸取各种营养元素使自己迅速的生长。食用菜心正是用它的"生发"特性为身体补充活力。

特别要注意的是，从中医养生的角度来说，饮食要顺应天时，在一年四季之中，春天是最朝气蓬勃的季节，万物开始发芽生长，人的身体在此时也开始"苏醒"，因此在春季如果吃一些菜心嫩芽这种生发性的食物，可以促进肝胆之气，为一年的健康打下良好的基础，为人体提供充沛的能量。

减少农药的荼毒

随着现代科技的不断发展，食品安全问题已经成为每个人饮食安全的重大问题，**因此现代人吃菜心还有一个特殊的理由：预防农药中毒**。几乎所有的蔬菜都需要依靠喷洒农药预防病虫害，除了使用各种清洗剂清洗蔬菜外，直接食用菜心也可以有效避免农药的危害。因为在蔬菜的生长过程中，菜心是最后生长出来的，它被已经成熟的菜叶严密地包裹起来，在菜地中喷洒的农药往往只会残留在蔬菜的表面几层，所以，最中心的嫩菜心是蔬菜中最为安全的一部分。

如果你对蔬菜中残留的农药有所怀疑的话，不妨选择最为新鲜也最为安全的菜心，这样才能吃得健康，吃得安全！

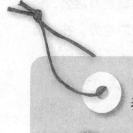

养·生·小·秘·方

解真义，保健康

菜心水分含量丰富，口感极为鲜嫩，因此在烹调时要注意调味不可过重。为避免掩盖菜心鲜嫩的优点，采用清汤、清炒等方法进行烹调较好。

注意保鲜

菜心也是最容易变老的部位，如果将其直接放置在空气中容易失去水分，失去其新鲜的特性，所以食用白菜心一定要注意保鲜。

营养搭配

和已经成熟的菜叶相比，菜心的水分含量十分可观，但是营养还不够全面，因此食用时一定要注意营养搭配。搭配豆制品、菇类等共同食用，养生功效更强。

2 吃米带点糠，老小都安康

　　这句顺口溜中提到的米是指我们常吃的大米，是将稻谷进行加工，去掉了稻谷外壳及包含有胚芽、皮层、糊粉层的米糠所得到的精白米；"糠"就是指稻谷中的稻糠（外壳）和米糠。

　　《黄帝内经·素问》中也提到："五谷为养。"这里的五谷就指带有糠的白米、大豆等。"吃米带点糠"是说我们在食用精白米的同时，也要进食一些带有"糠"的糙米和"糠"本身，才能够"老小都安康"。

　　早在古代，人们就注意到食用糠对人体有好处，在司马迁的《史记》中就曾经提到陈平家境十分贫寒，却吃得白白胖胖，外人问及原因时，陈平的嫂子说其"亦食糠核耳"，就是说他不过就是吃点糠米而已。后来有一部专门研究食物的古书《食物注》中又记载了这件事，并且提到："糠，陈平食之而肥。"这并不是古书中关于食用糠米的唯一记载，在《晋书》中，也提到了王戎的儿子"少而大肥，戎令食糠而愈甚"。从这些记载中可以看出，古人认为经常食用糠米可以让人身体变壮。

　　由于带糠的食物吃起来较为粗糙，现在人们逐渐丢掉了古人这种"吃米带点糠"的养生习惯，反而吃得越来越精致，只肯吃上等的精米，不然就会认为自己是在"吃糠咽菜"，不够讲究。事实上，这种饮食习惯非常不正确，可以说丢掉了糠，就是丢掉了《黄帝内经》中的饮食之本——五谷，就是丢掉了健康！

小顺口溜，大学问

在药学古典《本草纲目》中，李时珍提到了米糠可以"通肠开胃，下气"，常食可令人"充滑肤体，可以颐养"。从中医学的角度来说，米糠对肠胃的调理有很好的助益，能够调节胃气，滋养皮肤，是维持健康之本。

营养丰富

日常食用的精米经过多项加工处理，去除了胚芽、皮层、糊粉层，也就是去除了"米糠"，虽然吃上去口感更好，但是从营养价值的角度来说，远远不及完整的谷物，**这是由于谷物中很多的营养物质，如维生素、矿物质和膳食纤维等都存在于谷物的皮及胚芽中，加工步骤越多，加工越是精细，精米的等级越高，这些营养物质的含量越低**。因此，想要营养完整，就需要把米糠、糙米重新加到餐桌上来。

能调节肠胃

现代的科学研究证明，米糠中富含膳食纤维，它无法被人体消化吸收，但是可以稀释粪便中的毒素，有清洁肠道、保护肠道的功能。同时，膳食纤维还可以促进消化道蠕动，增强肠胃的消化功能，有效地促进人体排毒，改善胃肠道的健康，增进食欲，保证其他营养物质的吸收。

对于肠胃功能较弱，经常患胃肠疾病，或常有恶心、呕吐、食欲不振等的人来说，将米糠放上餐桌是促进胃肠健康的不错选择。

保护血管健康

米糠中的膳食纤维还可以加速人体内胆固醇的代谢，降低胆固醇，有效地消除血管中的危险因素，维持血管的健康。米糠中含有的不饱和脂肪酸，对清除人体的胆固醇也有很好的功效。对于长期受高血压、高血脂等疾病困扰的人来说，适量食用米糠有意想不到的效果。

提升免疫力

有研究显示，米糠中所含的营养物质可以有效地提高人体免疫力，这也是为什么常食米糠的人不易生病的原因之一。如果你想要简简单单地增强免疫力，就可以从"吃饭加点糠"开始。

具有抗癌功效

癌症是现代人健康的最大威胁之一，日本的科学家从米糠所含的阿魏酸里提取出防癌物质EGMP。这种物质已经被证明可以在一定程度上预防和对抗癌症，对于抑制肿瘤的进一步恶化和发展有一定的功效，对于癌症患者来说，有一定的延缓病情恶化的作用。

润泽皮肤

对于爱美的人士来说，米糠也有其独特的功效。由于米糠可以调节肠胃功能，促进排毒，所以常食用米糠的人往往气血充裕，经络通畅，表现在皮肤上就是有光泽，不容易滋生痘痘或斑点。

此外，日本的科学家也从米糠中提取出美白物质——神经酰胺，这种物质被广泛地应用在化妆品、保健品之中，有明显的增白作用，对于神经性皮炎等皮肤病也有缓解的功效。

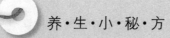

养·生·小·秘·方

解真义，保健康

　　米和糠搭配食用要做到粗细搭配，营养全面，切不可顾此失彼。搭配时要注意糠皮是米饭的补充，适量食用即可，如果过分重视糠皮，忽视了米饭，又会造成另一种失调。

吃"糠"之后多喝水

　　由于糠皮中的膳食纤维的吸水功能较强，在食用糠皮的同时，需要补充充足的水分，这样才能保证肠道的正常运行。

吃"糠"虽好，不能心急

　　在餐桌上添加米糠、糙米要循序渐进地进行，切不可一下子大量食用，避免对肠胃造成刺激，反而影响肠胃的正常运行。

3 多食一点醋，不用到药铺

    这句顺口溜讲的是"吃醋"能养生健体，消除疾病。食醋，在我国已经有两千多年的历史。在古代，它也被叫做"酢"或"苦酒"，是常用的调味品。由于其味道醇厚，醋也被誉为"五味之首"，有"食总管"的美誉。

    相传食醋是由古代酿酒大师杜康的儿子黑塔发明的，他在酿酒时觉得剩下的酒糟都被扔掉了十分可惜，就把酒糟收集在水缸中，以清水浸泡保存。由于酿酒的工作十分繁忙，黑塔将这缸酒糟抛诸脑后，再想起来时，已经是21天之后。揭开缸盖来，缸里已经变成了黑色的液体，一股从未闻过的香味扑鼻而来，尝起来酸酸的十分好吃，食醋就这样在无意间被发明了出来。

    食醋与酒一样，都是由五谷发酵酿造而成的，可以被称做粮食的精华。从古至今，醋都被看做是餐桌上不可缺少的健康调味品，"吃醋"到底有哪些好处？为什么"吃醋"可以远离疾病？

小顺口溜，大学问

    喝醋养生古已有之，相传清朝的乾隆皇帝每晚睡前就要饮一小杯醋，来强身健体。在汉代张仲景所写的医学著作《伤寒论》中，就有关于食醋治病的记载，而现代的营养学也认为，食醋是餐桌上可以常备的保健食物。

在清朝汪昂的《本草备要》中对于食醋有如下描述："醋，可除湿散瘀解毒，下气消食开胃气，散水气。"食醋口感酸甜，可以促进消化液的分泌，起到增进食欲的作用。同时食醋中含有丰富的醋酸，它进入体内之后可以促进营养元素的吸收，提高食物的利用率。因此，醋是营养食物的最好搭配。

常食醋还可以维持心脑血管的健康，预防高血压、动脉粥样硬化等疾病。这是由于食醋可以软化血管，维持血管的活力和健康，避免由于血管硬化和僵化而出现心脑血管疾病。

同时，醋还具有很强的杀菌能力，它能够改变细菌生长环境的酸碱值，在半个小时之内杀死葡萄球菌、大肠杆菌等多种致病菌。因此多食一点醋，还可以帮助人体抵抗细菌的侵袭，预防一些疾病。

养·生·小·秘·方

解真义，保健康

食醋的妙用

- 睡前一杯助眠醋。在凉开水中加入适量的食醋，睡前饮用一杯，可以帮助入眠、提高睡眠质量，是健康的助眠饮品。
- 食醋是解酒良方。醉酒后喝一杯温开水冲泡的食醋水，能起到解酒的作用，也能保护胃黏膜不受酒精的刺激。

"吃醋"有讲究

· 食醋不能大量饮用，每天食用的量以不超过20毫升为宜。

· 食醋不可空腹饮用，以免对肠胃造成刺激。

· 食醋有降低血压的功效，低血压人群不适宜过量食用。

4 核桃是个宝，
常吃五脏好

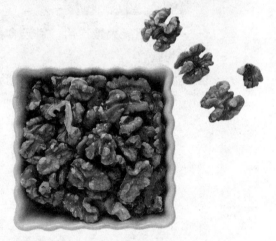

　　核桃自古被称做 "长寿果"、"万岁子"，同腰果、榛子、杏仁一起被称做"四大干果"，富含亚油酸、亚麻酸、优质蛋白质等多种营养成分，营养价值极高。

　　关于核桃，民间还流传着动人的传说，相传它同蟠桃一样都是西王母的圣果，吃下去可以延年益寿，长生不老，凡人则无福品尝。后来人间爆发大瘟疫，神医扁鹊向西王母讨要核桃作为一味药，这才使得核桃来到了人间，为世人所食，帮助人们战胜了疾病，核桃也因此得到了"长寿果"的美名。

　　核桃的养生功效不仅仅在传说中有流传，在医学著作《本草纲目》中也有记载："核桃仁可补气养血，润燥化痰，益命门，处三焦，温肺润肠，治虚寒喘咳，腰脚重疼，心腹疝痛，血痢肠风。"因此，核桃自古就被人们当做"健康之宝"。

小顺口溜，大学问

核桃营养丰富，有健脑补肾、润肺养神、补中益气、补血养肝的作用，可以说对五脏都大有裨益。在《神农本草经》中，就将核桃列为轻身益气、延年益寿的上品。

健脑益智

核桃中所含的蛋白质和磷脂对大脑而言是最好的营养物质，对脑神经可以起到保健的作用，具有显著的健脑作用。在有些地方，核桃也被叫做"益智果"。

补肾补肝

中医学认为，核桃仁性温，入肾、肝、肺经，常食用可以温补阳气、补养肾精、平补肝气，具有延缓衰老、提神养气的作用，十分适宜肝肾两虚、体弱气短的人群食用。

保护心脏

核桃中所含的不饱和脂肪酸是血管健康的"保护神"，常食核桃可以促进胆固醇的代谢，维持心脑血管的健康，预防高血压、心脏病、动脉硬化等。

润燥养肺

核桃味甘，具有润燥、平喘的作用，食之可以润肺养气，止咳喘、化淤痰，对于一些呼吸系统疾病，如哮喘、慢性支气管炎等也有一定的缓解功效。

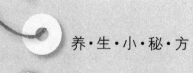

养·生·小·秘·方

解真义，保健康

吃核桃有讲究

- 核桃中油脂含量较高，过多食用易引发上火，每次食用以不超过40克（四五枚核桃）为宜。
- 核桃性温热，热性体质的人群不能过多食用。
- 核桃不可同酒一同食用，否则会造成人体内热过重，诱发咯血等症状。
- 吃核桃时不适合饮用浓茶，以免茶叶中的**鞣酸**同核桃中的蛋白质等营养物质结合，影响吸收。
- 核桃内皮营养丰富，可以滋补肾阴，食用时应当保留。
- 核桃适宜与红枣、小米、栗子等食物一同食用，可以起到更好的滋养作用。

5 宁吃开眉粥，
不吃皱眉饭

"宁吃开眉粥，不吃皱眉饭"讲的是情绪同健康的关系，它的含义是如果情绪舒畅、心情愉悦，即使吃得简单也能健康长寿；相反，如果整天情绪低落、郁郁寡欢，就算是吃的食物有营养也不会健康。

关于这句顺口溜，在《红楼梦》中就有现成的例子，贾府里的林黛玉过着锦衣玉食的生活，不仅餐餐都营养丰富，更有专门的中医师为其量身配制补药"人参养荣丸"。但是由于其性格较为悲观，总是闷闷不乐，因此虽然长期进补，依然身子孱弱，最后年纪轻轻就逝去。

"三进大观园"的刘姥姥不过是一个乡村野人，吃的也无非是些自家种的瓜果蔬菜，粗茶淡饭，甚至可能经常有吃不饱的情况。但由于其乐天知命，即使被大观园里的姑娘们取笑也并不生气，反而一同乐呵呵地自嘲，身体也硬朗健康。

小顺口溜，大学问

早在《黄帝内经》中，就有情绪与健康关系的论述，并记载了不同的负面情绪对健康的危害："怒伤肝，恐伤肾，思伤脾，忧伤肺。"唐代名医孙思邈的《千金方》中，也提到了"养生有五难"，其中"喜怒不去"就是"五难"之一。其他一些古籍也不同程度地提到了情绪养生的观念，这里不一一列举。

从中医的角度来说，如果情志不抒，就会影响五脏六腑的正常

运行，造成气血运行不畅，进而诱发脾胃失和，影响胃肠道的正常运行。此时如果进食，食物就无法被胃肠道所消化并吸收，不仅造成营养浪费，还会增加代谢垃圾，威胁健康。

现代医学中也有类似的观点，研究显示，人体处于不良情绪的控制下时，肠胃的运作就会受到影响，胃酸的分泌就会发生紊乱。若处于紧张愤怒的情绪之下，胃酸的分泌就会增多，胃黏膜有被破坏的风险；若处于抑郁忧虑的情绪之下，胃酸的分泌就会减少，容易引起消化不良等。

相反地，若人心情舒畅，胃肠道的运行也会变得"有效率"起来，食物的消化和吸收效率也较高。相应地，其他脏器的运行也会变得井井有条，气血运行通畅，自然健康长随。

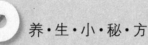

养·生·小·秘·方

解真义，保健康

多吃"开眉"食物

香蕉、巧克力、葡萄柚、南瓜、萝卜、莲藕、玫瑰花、绿茶、橙子、苹果等食物都具有理气的功效，可以帮助人体赶走不良情绪，在情绪低落时不妨试试用这些食物让自己舒展眉头。

"拍"走不良情绪

在情绪低落时拍打心包经（手臂内侧中线到中指）可以帮助气血运行，有助于消解烦闷；此外拍打位于胸口两乳之间的膻中穴也有缓解压力的功效。

撑痢疾，饿伤寒

这句顺口溜是说饮食习惯跟健康的关系，"撑痢疾"可以理解为如果暴饮暴食，就容易导致消化不良，诱发腹泻等痢疾的症状；而"饿伤寒"则是说，如果吃的东西过少，则会导致身体虚弱，容易外感邪气，诱发疾病。

在历史上，有很多跟这句顺口溜相关的例子，如美国的第十二任总统查卡里·泰勒在1848年的美国国庆庆典上大饱口福，还连续吃了冰镇牛奶和樱桃等水果，直接导致了消化不良，仅仅5天之后，这位上任仅16个月的总统就告别了人世，据传他死于肠胃炎。与其相反的是，传说躲入首阳山，不肯食周朝食物的伯夷和叔齐则是由于山中食物匮乏，总是食不果腹，饥饿连连，最终气血两虚、体力不支而亡。

小顺口溜，大学问

中医传统的养生观认为，"饮食有节"是长寿的法宝之一。那么吃饭到底要吃多少才科学呢？**现代科学研究显示，每顿饭吃七八分饱才是健康的饮食态度，过饥或过饱都会损害健康。**

过饱就是谋杀健康

在《黄帝内经》中就有"饮食自倍，肠胃乃伤"的记载，如果摄入的食物过多，就会加重肠胃的负担，影响消化和吸收，容易导致消化不良，产生腹胀、腹泻等症状。如果长期饱食，负荷过重的肠胃就会像老化的机器一样受到损伤，影响健康。

此外，过饱还会使得血液在肠胃中聚集，造成大脑及身体其他部位缺血，不但有损智力，而且容易诱发心脑血管疾病。

一味饥饿不可取

很多注重身材的人都通过饥饿减肥法来获得窈窕的身材，事实上，这种做法对健康的伤害非常大。食物是人体能量的来源，如果食物摄取不足，人体就必须调取身体中储存的基本能量来维持正常的生活，长此以往，就会大伤气血，身体也会变得体弱多病。

此外，吃饭过少还会导致肠胃功能退化，影响大脑发育，如果吃饭不规律，还会刺激胆囊，诱发胆结石等疾病的产生。

养·生·小·秘·方

解真义，保健康

吃七八分饱是正确的饮食原则，但是该如何判断"七八分饱"，要如何吃饭才能达到控制食量的目的？

饭前喝汤，多吃蔬果

吃饭前喝汤可以帮助降低食欲，增加饱腹感，减少三分之一左右的饭量；同时选择纤维素含量较高的蔬果也可以增加饱腹感，减少食量。

细嚼慢咽，微饱即止

食物进入胃部之后，饱腹感需要二十分钟左右才会在大脑形成，因此若吃饭过快，当大脑感觉到饱腹感时就已经吃得过饱了。正确的做法是细嚼慢咽，当觉得吃得差不多时就要立刻停止。

7 出门看天色，
炒菜看火色

出门时要观望天气状况，判断出行装备；而做菜时，要掌握火候大小，做到恰到好处，这就是这句顺口溜所说的道理。

在历史上，第一个提出了"火候"观点的人是古代的名厨兼名相伊尹。他是夏末商初人，他提出了完整的烹饪理论，因此被认为是烹饪界的始祖人物，也被后人称做"厨圣"。

在他的烹饪理论中，不同的食物要采用不同的烹调方法，烹调时要保持食物的本味，只有火候得当，才能烹调出食物最极致的鲜美。

事实上，正确的烹调食物不仅仅关乎味觉，也关系到健康。只有跟伊尹一样采用适当的烹调方式，才能使食物保持最佳的营养，也最有利于健康。

小顺口溜，大学问

有种说法是"每一个好厨师都是一个营养师"，在饮食的烹调中，只有注重食材的营养才能制作出最好的美食。而掌握火候，正是每一个人都应当掌握的健康烹调方法。

火候过，健康伤

烹调时如果时间过长，蔬菜就会过熟，导致蔬菜中的营养元素大量流失，造成营养浪费。如大多数绿色蔬菜中都含有一种叫做叶酸的物质，如果菜过于烂熟，叶酸就会流失，长期缺乏叶酸，就有可能引起高血压等病症，造成健康隐患。此外，大多数维生素都会遇热分解，如果火候过度，长期加热就会造成蔬菜中的维生素损失。

火候欠，营养欠

蔬菜中的某些营养元素必须通过适度烹制才可释放出来，如胡萝卜中的胡萝卜素、番茄中的番茄红素等，如果火候不足，这些营养元素就会无法被人体摄取。

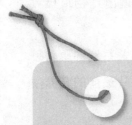

养·生·小·秘·方

解真义，保健康

看菜调火候

原料较软、嫩、脆的菜适宜采用旺火快炒进行烹制，而原料质地老、硬、韧的菜则适合以小火长时间烹调。具体来说，绿叶蔬菜如芥蓝、菠菜等不适合过度地炒制，应当大火快炒，避免过熟导致营养成分流失；胡萝卜、番茄等蔬菜则需要大油爆炒，才可将其中的胡萝卜素等脂溶性营养成分溶解出来，提高人体的吸收效率。

看火候下菜

· **旺火**：火力最强，适用于快速烹炒，可减少蔬菜营养成分的流失，十分适合烹制绿叶蔬菜，烹调时要在油温较高，冒青烟时加入蔬菜最为合适。

· **中火**：适用于煮、炸、熘等烹调方法，烹调时油温适中，微微冒烟即可，避免过高的油温及较长的烹调时间造成营养成分流失。

· **小火**：最小的火力，用于炖、焖菜肴，通常烹制时间很长。

8 吃饭防噎，走路防跌

　　在明朝施耐庵的名著《水浒传》的第十回"林教头风雪山神庙，陆虞侯火烧草料场"中，店家李小二正是用"吃饭防噎，走路防跌"这句顺口溜来提醒林冲注意。它说的是吃饭要细嚼慢咽才能避免噎着，走路要仔细才能避免跌倒的道理。

　　在日常生活中，我们常用的"噎死"一词，本意也是由于吃饭过快，导致噎着至死的现象。事实上，这并不是危言耸听，如果吃饭速度过快，胃肠道无法及时地消化进入体内的食物，就会导致多余的食物在食管中堆积，出现消化不良、胸闷等症状，如果食物进入气管，还有可能造成呼吸困难，引发生命危险。

小顺口溜，大学问

　　吃饭不当就会噎着，那么如何吃饭才是科学的呢？科学的饮食习惯我们在幼儿园时就已经学过了，那就是"细嚼慢咽"，它的好处主要体现在以下几个方面。

促进吸收，增加营养

　　食物的消化和吸收是从其进入口腔时开始的，咀嚼是消化过程的第一步，在口腔中食物被研磨成碎末，这些碎末进入胃肠道之后，就会通过一系列的消化反应使其中的营养成分被人体吸收。

　　食物被研磨得越碎，它和胃肠道的接触面积就越大，也越容易被人体所吸收。同时，在咀嚼的过程中，胃肠道也会收到人体发出的"信息"——积极分泌消化液，做好消化的准备。**因此细嚼慢咽可以有效地提高食物中营养的吸收率，研究显示，细嚼慢咽者光是蛋白质的利用率就比其他人群高10%！**

保护口腔，预防龋齿

人体的口腔在咀嚼时会自然分泌唾液，这些唾液是口腔最好的"清洗剂"，它们对牙齿和牙床进行冲洗，可以有效地保持口腔清洁，预防龋齿。此外，咀嚼运动本身对牙床也有按摩的作用，对于促进牙床血液循环，保持牙床活力有显著的功效。

消除毒素，防止癌症

口腔所分泌的唾液已经被证明是最有效的杀菌剂，通过细嚼慢咽延长食物同唾液接触的时间，可以中和食物中可能存在的某些毒素，最大程度地保护人体的健康。

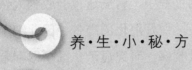

养·生·小·秘·方

解真义，保健康

选择在时间充裕时用餐，保证每次用餐时间在二十分钟左右，为身体提供充足的消化吸收时间，同时要避免在有负面情绪时用餐，方可有"闲情逸致"细嚼慢咽地品尝食物。

避免狼吞虎咽，每口咀嚼三十下

吃饭时要避免一口接一口的狼吞虎咽，而要每吃一口就要停下来进行咀嚼，在初期训练时注意保持每口都要咀嚼三十次左右，以养成良好的用餐习惯。

食物选择有诀窍

选择富含纤维素的食物（如绿叶蔬菜、杂粮面包等）可以延长咀嚼时间，帮助培养细嚼慢咽的饮食习惯。

吃酒不吃菜，
必定醉得快

　　这句顺口溜指出了"下酒菜"的重要性。从古至今，"下酒菜"是中国人酒文化中必不可少的一部分，电视剧里的大侠们总是一声吆喝："小二，来两壶好酒，来几盘好菜！"而通篇都是"大碗喝酒，畅快痛饮"的《水浒传》中，也常会看见下酒菜的踪影：鲁智深在潘楼请客时，便叫店家"铺下菜蔬果品"来做下酒菜；而阎婆惜也常为宋江备上各种新鲜果品作为下酒之用；一口气喝了十八碗酒的武松也是就着下酒菜才能有如此的海量。

　　清代的才子袁枚在自己的饮食心得《随园食单》中也特意提到了下酒菜的重要性："所谓唯酒是务，焉知其味，前治味之道扫地矣。"它的意思是如果光是喝酒，不免寡味，只有品酒也品菜，才是真正的品酒之道。

　　为什么在传统的酒文化中下酒菜如此重要，空腹喝酒为什么容易喝醉，空腹喝酒又有哪些坏处呢？

小顺口溜，大学问

　　国外的科学家曾经对一万多名饮酒者进行调查，结果显示有空腹饮酒习惯的人其死亡率远远高于其他饮酒人群。这是由于酒精进入人体之后，会通过胃肠道吸收进入血液，再通过肝脏的解毒功能进行解毒。

如果空腹喝酒，酒精就会直接刺激胃肠道，破坏胃黏膜，影响胃酸的分泌，影响胃肠道的正常运作，严重的甚至可能诱发胃溃疡等肠胃疾病。因此，酒桌上的下酒菜可以在一定程度上保护胃肠道，有缓冲作用。

空腹喝酒会导致酒精中毒

通常人在饮酒后1个半小时之内就会有八成的酒精被吸收，高浓度的酒精被吸收后会影响体内的其他器官，如大脑、心脏、肝脏、肾脏等，造成酒精中毒，造成巨大的代谢负担，长此以往，会诱发心脏病、高血压等。

空腹饮酒有引发低血糖的可能

酒精迅速被吸收之后会进入血液，刺激胰岛素的分泌，影响血糖浓度。对于患有低血糖的患者来说，空腹饮酒无异于慢性自杀。

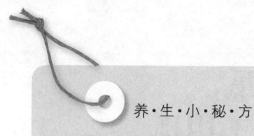

养·生·小·秘·方

解真义，保健康

最佳下酒菜

· **甜酸菜肴**：甜酸食品可以促进血液的循环，对肝脏有一定的保护作用，可以起到保肝解酒的作用；同时也可以避免饮酒过量引发的低血糖等症状。常见的甜酸类下酒菜有糖醋花生、拔丝苹果等。

· **含钾、钠丰富的食物**：大量饮酒会造成人体水分流失，也会间接地诱发钾、钠等的流失，因此富含这些营养元素的海带、香菇等成了下酒菜的最佳选择。

· **豆制品**：豆制品中的胆碱可以解酒精中的醛基之毒，促进其代谢，帮助将其排出体外。因此豆腐、腐竹等豆制品是健康的下酒菜选择。

· **咖喱制品**：咖喱中富含姜黄，它具有增进食欲、促进胆汁分泌、解毒等功效，在饮酒时适量食用可以保护肝脏和肠胃，避免酒精的刺激。

10 热天吃西瓜，药物不用抓

在炎炎夏日，酣畅淋漓地啃上半块西瓜不仅能够大饱口腹之欲，而且还是夏日养生良方。这句顺口溜说的就是夏日吃瓜养生的道理。

西瓜，别名有"寒瓜"、"水瓜"等。四千多年以前，埃及人就已经开始种植西瓜，直到一千四百多年前，它才由西域传入我国。千年来，西瓜一直是夏季的象征之一，在提到夏季的诗词歌赋中常常能够看到西瓜的影子，文人墨客们也不惜浓墨重彩来描述西瓜，如南宋词人方夔就在诗词中提到"西瓜足解渴，割裂青瑶肤"；清代著名的文人纪晓岚则是用"凉争冰雪甜争蜜，消得温暾倾诸茶"道出了夏日食瓜的美味。

在民间，更是有"青青西瓜有奇功，溽暑解渴胜如冰，甜汁入口清肺腑，玉液琼浆逊此公"的诗词，词句之中，将西瓜同传说中王母娘娘的玉液琼浆相比，足见人们对它的热爱。

西瓜究竟有哪些功效，为什么人们对它如此赞不绝口？

小顺口溜，大学问

明朝李时珍的《本草纲目》中如是描述西瓜："甘淡、寒、无毒，消烦解渴、解暑热、疗喉痹，宽中下气、利小水、治血痢、解酒毒。"西瓜水分含量丰富，其中含有大量人体所需的营养物质，在夏季食用具有清热解暑等功效，是天然的"水果药库"，被誉为夏季水果之王。

补水良果

夏季天气炎热，人体内的水分随汗液不断流失，而西瓜的含水量极高，达96%以上，加上其口感香甜，正是夏季最佳的补水良果，具有补充体液的功效。

●营养宝库

西瓜营养丰富，富含果糖、蔗糖、葡萄糖、胡萝卜素、维生素A、B族维生素、番茄红素、磷酸、钙、磷、铁、钾及多种氨基酸等，可以说，除了不含脂肪外，几乎含有人体所需的所有营养。同时西瓜中的酶能够把不溶性蛋白质催化为可溶性蛋白质，促进蛋白质的吸收，提高人体免疫力。

●解暑良方

西瓜属于寒性水果，具有利尿的功效，十分适合被暑热所伤的人食用，可以有效地清除暑热。

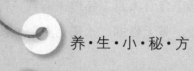

养·生·小·秘·方

解真义，保健康

吃西瓜不扔西瓜皮

中医有味药叫西瓜翠衣，就是指西瓜皮，它具有消炎的功效，茶饮可治疗咽喉肿痛、口腔溃疡等。新鲜的西瓜皮直接用水煎汤具有缓解心源性及肾性水肿的作用，对于高血压也有一定的疗效。此外，新鲜的瓜皮同红枣一同煮水，可强健脾胃。

西瓜食用禁忌

不宜吃西瓜的人群。糖尿病患者、肾功能不全者不宜吃西瓜，避免食用西瓜后导致血糖升高，或因一次性摄入的水分过多而无法排除，导致水肿，诱发心力衰竭等。

剖开过久不宜吃。西瓜宜吃新鲜的，这是由于夏季气温较高，容易滋生细菌，如果剖开时间过久或保存不当，西瓜就有可能被细菌污染，食用后造成胃肠疾病。

饭前饭后不宜吃瓜。西瓜水分含量极高，在饭前饭后食用容易冲淡胃液，影响消化功能，减少食物的摄取和营养的吸收。

不要贪恋冰西瓜。西瓜冰过之后口感极佳，清凉爽口，但是西瓜为寒性水果，冰过之后寒性更重，直接食用容易刺激肠胃，造成胃肠道损伤。

⑪ 补药一堆，不如豆浆一杯

　　豆浆是中国的传统食物，它是将大豆用水泡过之后再研磨、制浆，煮制而成。相传它是一千九百多年前由淮南王刘安发明的。刘安的母亲患了重病，孝子刘安便亲自照顾其起居饮食，为了便于病中的母亲食用，他将泡好的黄豆研磨成豆浆，喝了刘安亲手制作的豆浆之后，母亲的病很快就好了，豆浆也由此在民间流传开来。

　　自古，豆浆就是养生良品，在《本草纲目》中有记载："豆浆，利水下气，制诸风热，解诸毒。"《延年秘录》上也记载豆浆："长肌肤，益颜色，填骨髓，加气力，补虚能食。"近年来，豆浆也逐渐被西方人所接受，越来越多的西方人选择这种独特的、来自东方的"植物奶"作为养生饮品，一些公司还专门研制了豆浆类产品进行销售。

　　为什么豆浆会如此受欢迎？它都有哪些功效？

小顺口溜，大学问

　　在中医学的理论中，豆浆性味甘平，具有滋阴润燥、补虚增力的作用。豆浆中含有丰富的植物蛋白及多种维生素，其中钙元素的含量更远远高出其他的饮品，极大地满足了人体的需求，可以有效地提高人体免疫力。

预防糖尿病

豆浆由植物研磨而成，含有丰富的纤维素，有些人因此认为可以阻止人体吸收过量的糖分，是天然的糖分调节品，可以预防糖尿病。

赶走高血压

豆浆的主要成分之一是豆固醇，它是一种植物固醇，进入人体之后，它能够在肠道中吸收胆固醇分解的胆汁酸，达到降低胆固醇的目的，有效地预防和缓解各种心脑血管疾病。

癌症克星

豆浆中所含的蛋白质和硒、钼等元素均具有抗癌、防癌的作用，对于胃肠道癌症和乳腺癌特别有效。

预防老年病

豆浆中的维生素E、硒元素等都具有抗氧化的功效，可以防止人体细胞老化，预防常见的老年病，如老年痴呆等。

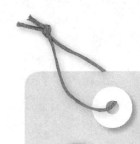

养·生·小·秘·方

 ## 解真义，保健康

豆浆怎么喝才好

· **喝多少才够**：豆类中含有一定量低聚糖，过量饮用可能引起腹胀，因此健康成人每人每天以饮用300毫升豆浆为宜，儿童以150毫升为宜。

· **豆渣也是宝贝**：打豆浆所剩的豆渣中含有丰富的纤维素和蛋白质，连同豆浆一起饮用为佳。

· **和什么一起喝**：适合跟大豆一同打制豆浆的食物有红枣、枸杞、核桃、花生等。

喝豆浆也有禁忌

· **豆浆煮沸需注意**：未熟的豆浆会造成人体蛋白质代谢障碍，引起中毒反应，因此生豆浆不可以饮用。豆浆在加热时出现冒泡现象，这并非是煮沸的反应，只是有机物受热膨胀所致，豆浆需在高温下反复煮沸。

· **豆浆鸡蛋是"仇人"**：豆浆中的胰蛋白酶同鸡蛋结合之后所产生的物质不易被人体所吸收，降低了两者的营养，因此豆浆不宜同鸡蛋一同食用。

· **豆浆不可加红糖**：豆浆跟红糖中的有机酸结合会形成沉淀物，不被人体所吸收，因此不可在豆浆中加入红糖冲调。

· **不可空腹喝豆浆**：空腹饮用豆浆会导致豆浆中丰富的植物蛋白被人体转化为热量，造成营养消耗，因此饮用豆浆时需搭配馒头、面包等食物一同食用，以免造成营养的浪费。

12 要想身体健，食物要新鲜

这句顺口溜讲的是饮食食材同健康的关系，只有新鲜的食材才是健康的保证，从饮食的角度来说，也就是"尝鲜"的养生原理。

提到尝鲜，就不得不提杨贵妃，杜牧在《过华清宫绝句》中以"一骑红尘妃子笑，无人知是荔枝来"描述杨贵妃"尝鲜"的过程。相传杨贵妃十分喜爱食用荔枝，尤其是新鲜的荔枝，为了吃到新鲜的荔枝，每到荔枝成熟的季节之时，唐玄宗就会命人快马加鞭，将荔枝从南方一路送到京城之上，真正做到荔枝"走千里，味不变"。除了杨贵妃之外，从史料中可以看到，很多古代的达官贵人都是只吃新鲜的瓜果蔬菜，千里送水果的事迹也不仅发生在杨贵妃身上。"尝鲜"到底有什么好处？为什么古人要不惜奔蹄千里，只为了一口新鲜的瓜果？

小顺口溜，大学问

自古，中医学就十分重视食物的新鲜度跟健康的关系，元代勿思慧在《饮膳正要》中就曾指出"浆老而饭馊不可食"及"诸果落地者不可食"等饮食原则。著名的中医师张仲景在自己的著作《金匮要略》中也曾指出食用不新鲜的食物会危害健康的道理。

食物如果储存不当或储存时间过长，就会变得"不新鲜"，也就是常说的"变质"。食物在微生物及自身代谢的作用下，会导致自身的营养成分发生变化，因此不新鲜的食物往往会有某些营养成分的消耗。

更严重的是，食物可能在变质的过程中产生对人体有害的物质，如生出霉菌等有害菌，或通过化学分解产生有害物质，如果食用就有可能诱发各种疾病。

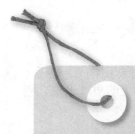

养·生·小·秘·方

解真义，保健康

吃新鲜的食物是饮食安全的重要原则，那么如何挑选新鲜的食物，如何保存才能保持食物的鲜度？

挑选新鲜食物

通常来说，新鲜的蔬果往往颜色鲜艳，水分含量丰富，常见的蔬果挑选方法如下：

- **绿叶蔬菜类**：根部饱满挺直，颜色鲜亮。
- **番茄等瓜果类**：形状饱满，手感硬度适中。
- **黄瓜**：有嫩刺，摸上去有刺痛感。
- **马铃薯**：表面光滑，避免挑选表面凹凸不平及发芽的。
- **花椰菜**：花丛紧密，无斑点。
- **高丽菜**：叶脉较细，菜叶较丰富较厚。
- **萝卜**：表面光滑有光泽。如有条件，可挑选根部挺直的。

不同食物的保鲜方法

黄瓜、冬菇、四季豆等适合在4℃左右保存；马铃薯、红薯、胡萝卜、南瓜等适合在阴凉风干处室温保存；白菜、芹菜、洋葱等蔬菜适合在0℃左右保存；水果适合在7～13℃保存。

13 宁可三日无食，不可一日无茶

这句顺口溜形象地描绘了一个嗜茶者的形象。从养生的角度来说，喝茶也是防病保养的手段之一。

自古就有很多如顺口溜中所述的嗜茶者，其中唐朝的诗人卢全就是代表，他曾经在诗词《走笔谢孟谏议寄新茶》中对饮茶的各种好处进行了描述："一碗喉吻润；两碗破孤闷；三碗搜枯肠，唯有文字五千卷；四碗发轻汗，平生不平事，尽向毛孔散；五碗肌骨轻；六碗通仙灵；七碗吃不得也，唯觉两腋习习清风生。"而著名的长寿皇帝乾隆也嗜好饮茶，更是在臣子们说"国不可一日无君"时发出了"君不可一日无茶"的感慨。

小顺口溜，大学问

历史上最早关于茶的记载是："神农尝百草，日遇七十二毒，得茶而解之。"由此可见，茶叶最早是作为治病之用的。唐朝的医书《本草拾遗》中对于茶叶治病也有相关的记载，认为它是"万病之药"。

现代医学认为，茶叶中所含的茶多酚具有预防心脑血管疾病、防癌、抗癌、保护肝脏等多种功能，经常饮用可以强身健体。此外，茶叶中所含的γ-氨基丁酸可以促进人体新陈代谢，维持细胞活力，经常饮用可以预防衰老，强健体魄。而茶叶中维生素C等维生素以及微量元素的含量也极为丰富，长期饮用可以预防辐射伤害，是"电脑一族"的良好饮品。

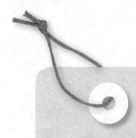

养·生·小·秘·方

解真义，保健康

茶叶品种如何选

- **绿茶**：性微寒，适合温热体质的人饮用，同时其防辐射和提神功能最佳，十分适合办公室一族饮用。
- **红茶**：性温，适宜寒性体质的人饮用。
- **玫瑰花茶**：具有补血养颜的功效，十分适合女性饮用。
- **乌龙茶**：质量介于红茶和绿茶之间，具有消脂瘦身、防老化的作用，十分适合肥胖者饮用。
- **黑茶**：具有解油腻降血脂的作用，十分适合高血压、高血脂的人饮用。

养生的季节饮茶

春季适合饮用花茶类茶叶，如玫瑰花茶、金银花茶等，具有疏通肝气的作用；夏季气候炎热，适合饮用绿茶，可以解渴补水；秋季适合饮用乌龙茶，不寒不热，生津养阴；冬季适合饮用红茶，有温补阳气的作用。

不可不知的饮茶禁忌

茶叶不适合长时间浸泡，以免茶叶中的重金属析出，危害健康，一般浸泡不宜超过1天；茶叶不可跟一些药物，如人参、黄芪等同食，以免影响药效；空腹不可饮茶，避免伤及脾胃；饮茶温度不宜过高，以50～60℃为宜；酒后不可饮茶，否则可能伤肾。

14 两粥一饭，
长寿不难

"两粥一饭"是指早晚喝粥、中午吃饭的饮食搭配，顺口溜中提到采用这样的饮食搭配方式能够健康长寿。

世界上很多长寿村中，粥都是最常见的食物之一。粥是人类最早发明的食物之一：早在四千多年以前，就已经有"粥"的记载，而中医使用粥来强健体魄，治疗疾病也已有两千多年的历史，在《史记》中，就有西汉名医淳于意用药粥为齐王治病的记载。而南宋著名的长寿诗人陆游甚至专门作诗来称颂粥："世人个个学长年，不悟长年在目前，我得宛丘平易法，只将食粥致神仙"，在诗词中他将喝粥同神仙相提并论，他对粥品的热爱可见一斑。

小顺口溜，大学问

名医李时珍曾经提到粥"与肠胃相得，最为饮食妙品"，粥品在制作的过程中，食物中的营养物质都会溶解在水中，十分适合肠胃的吸收，因此喝粥有利于滋养脾胃，调节肠胃健康。

此外，粥品在熬制的过程中会在表面形成一层黏稠的物质，中医学中将其称做"米油"，并且认为粥上的米油具有补中益气的作用，甚至认为其滋补作用可以跟参汤等补品相媲美。而粥中的水分则可以滋养人体，补充机体的水分，预防便秘、上火等。

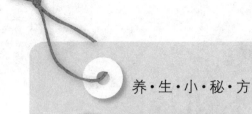

养·生·小·秘·方

解真义，保健康

　　清朝曹庭栋所著的《养生随笔》对粥品的制作有详细的论述，其中提到要制作粥品需要注意选材、火候等方面：

选材

　　粥品应当选择新鲜的五谷杂粮作为主要食材，如大米、小米、高粱等，可以适当地搭配应季的瓜果蔬菜，如南瓜、青菜、白菜等。此外，莲子、薏苡仁、红枣、桂圆等食物都是粥品中常用的食材。

火候

　　制作粥品需要先将其用大火煮开，再用小火慢慢熬煮，才能达到水乳交融的浓稠状态，这样的粥品其营养才最易被人体吸收。通常粥品的熬制时间需在半个小时以上，根据材料的不同熬制时间略有差别。

食用时间

　　粥品十分适合早晨和晚上食用，也就是顺口溜中提到的"两粥"。这是由于早晨机体缺水，同时消化功能较弱，此时喝粥可以补充水分，而晚上则宜饮食清淡，营养丰富的粥品是主食的最佳选择。

15 一天吃个枣，
一生不知老

这句顺口溜提到了养生补品——枣，《本草备要》中提到大枣有"补中益气、悦颜色"的功效，自古它就被认为是补血养颜的佳品。

在金庸先生的小说中，裘千尺被挑断了手筋和脚筋，囚禁在深穴之中时，正是靠一颗枣树活了十多年，并且练成了枣核钉功。

在宋朝孙光宪所著的《北梦琐言》中，记载了这样一个有关吃枣养生养颜的故事：在某地山村中一名叫做青姑的女子，年过半百却依然身体强健容貌年轻，"颜如处子"般动人。

在书中提到，青姑之所以能够保持年轻美貌，正是源于她爱吃枣，可见食用红枣可以补充人体养分，是良好的补气血食物。

小顺口溜，大学问

《本草新编》对大枣有以下记载："通九窍，和百药，养肺胃，益气，润心肺，生津，助诸经，补五脏。"中医学中将红枣作为药用已有两千多年的历史，其中含有多种营养物质，如大枣多糖、三萜类物质、生物碱类物质、钙、铁、芦丁等，对人体有多种保健治病功效。

增强人体免疫力

大枣所含的大枣多糖能够促进淋巴细胞的生成，提高血浆白蛋白的水平，提高人体免疫力。

预防骨骼疾病

大枣含有丰富的钙和铁，可以有效地预防骨质疏松及骨骼老化等骨的退行性变。

预防心脑血管疾病

大枣所含的芦丁可以促进血管软化，有降低血压的作用，对于预防和治疗高血压、动脉粥样硬化等心脑血管疾病有良好的功效。

抗肿瘤

大枣所含的三萜类化合物，是一种常见的抗癌成分，具有抑制肿瘤细胞生长的作用，因此常食大枣可以预防癌症。

保护肝脏

常吃大枣能够提高血液中的白蛋白水平，有保护肝脏的作用。此外，大枣所含的果糖、葡萄糖、低聚糖等物质也具有良好的保肝、护肝功效。

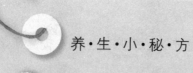

养·生·小·秘·方

解真义，保健康

大枣是补中益气、补血养颜的食物，但是在食用大枣时也需要注意以下事项：

适量食用才有助益

大枣中膳食纤维含量较高，水分含量较少，如果过量食用就有可能增加肠胃负担，影响胃肠道的正常运行，通常建议每天食用大枣不要超过50克（三到五枚）。如果本身肠胃功能较弱，则可减少大枣的摄入量。

最营养的食用法

新鲜的大枣最适合生吃，如果是干枣则适合通过熬汤等方式使营养成分释放出来再食用。此外，用酒浸泡而成的醉枣钙质含量较高，不过大枣中的维生素C等成分则会遭到破坏。蜜枣的营养成分最少。

大枣的饮食禁忌

大枣不可以与维生素片和高蛋白食物一同食用，这是由于维生素片可能会影响大枣中营养成分的吸收，而大枣中含量丰富的维生素C则可能使高蛋白食物凝结，使其不易吸收。

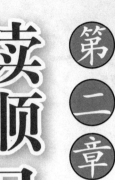

第二章 读顺口溜，明禁忌

从十三则顺口溜中明禁忌，让你小病扫光光、大病永离身！

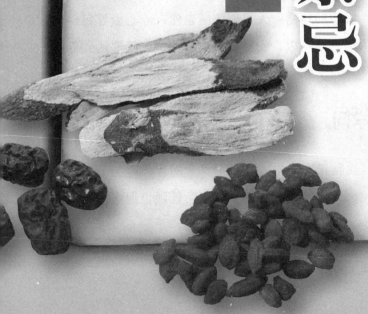

1 食之勿言，饮之勿语；
卧之勿思，睡之勿虑

这句顺口溜是日常养生调理的几点禁忌，它提醒人们吃饭和饮水时不要说话，避免呛到，睡觉时就要放松精神休息，避免精神散乱，影响睡眠。从深层来说，这句顺口溜是说日常生活中要专心致志，集中精神，即使吃饭和睡觉也要一心一意，才能达到最佳的养生效果。

传说修学律宗的有源曾经向高僧大珠慧海禅师请教修炼诀窍，想要找到秘密法门。大珠禅师云："修炼秘诀就在于肚子饿了就吃饭，身体困了就睡觉。"有源大惑不解，人人都会吃饭睡觉，为什么只有禅师才能做到呢？大珠禅师说："一般人吃饭时百般挑剔，嫌肥拣瘦，不肯吃饱，睡时胡思乱想，千般计较。"

这个禅学故事中所讲的道理正跟顺口溜不谋而合，这也是传统中医的"天人合一"思想的精髓：人只要顺应自然，专心做好每件看似平常的事，认认真真地吃饭，安安心心地睡觉，就能够达到养生强体的目的。

小顺口溜，大学问

在元朝的古籍《饮膳正要》中，提到了"食勿言，寝勿语，恐伤气"的道理。在位60年，活了89岁的长寿皇帝乾隆也把这句顺口溜当做养生秘诀之一，那么，在这简单的吃饭和睡觉之中，到底包含着哪些养生道理呢？

食之勿言，饮之勿语

俗话说"民以食为天"，人通过饮食从自然界中获得养分，并转化成自身的营养物质，为机体的活动提供能量。食物的消化过程是从进入口腔开始的，如果在进食时说话，就会影响食物在口腔中的咀嚼过程，造成神经中枢"指挥"上的紊乱，消化器官不能分泌足够的消化液，自然也就影响到了消化，因此进食时说话容易造成消化不良等症状。此外，进食时说话还易导致食物进入气管，引起咳嗽、窒息等症状。

卧之勿思，睡之勿虑

睡眠是人体器官获得休息的过程，如果睡眠效果不佳，就会影响精力和体力的恢复，对健康造成威胁。在引起失眠的原因中，最主要的就是心理因素，如果在睡前或睡觉时思虑过度，就会诱发神经紧张和兴奋，导致身体和精神不能及时得到"休息"。因此在睡觉前一定要调整好情绪，做到放松心情，安静入眠。

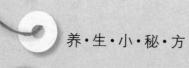

养·生·小·秘·方

解真义，保健康

如何食

在吃饭时应当避免说笑、看电视、看书等不良习惯，一心一意地进食，这样能够促进食物的消化和吸收，将食物的营养完全利用起来。

如何寝

入眠前要避免看过于紧张刺激的节目和书籍，避免造成精神兴奋。如果思虑过度或情绪不佳，应当在情绪恢复后再睡觉。睡前喝一杯牛奶，并用热水泡脚有助于放松心情，尽快入眠。

2 出汗不迎风，走路不凹胸

　　"出汗不迎风"是指在出汗后要注意保暖，避免身体受风着凉；"走路不凹胸"是指走路时要挺胸抬头，昂首阔步。这句顺口溜中提到的挺胸抬头正是古人曾提出的养生方法，一些养生拳术、健身操中都有类似的姿势；而前一句的"出汗迎风"，则跟三国中的一个小故事有关。

　　在《三国演义》中，许褚是魏国的一员猛将，他身长八尺余，腰粗十围，容貌雄毅，勇力绝人，他与马超的一场著名的较量一直流传至今。在较量中许褚战得兴起，回营脱去了盔甲战袍，赤身裸体上阵厮杀，可谓英勇，这就是著名的"许褚裸衣战马超"。

　　相传，这位勇猛的大将最后死于风寒，想来他这赤身裸体，不顾流汗，迎风战斗的习惯应当是他染上风寒的重要诱因之一。

小顺口溜，大学问

　　从运动学和中医学的角度来说，运动出汗后容易伤风感冒，而走路时含胸缩背会减少肺活量，影响身体供氧。

出汗迎风危害多

　　人在出汗时，皮肤的毛孔处于张开的状态，此时如果受风，就会造成毛孔急速收缩，在这个过程中，很容易将外界的寒邪之气带入体内，寒气随着经络在人体中运行，就会影响各个器官的正常功能，降低人体免疫力，诱发感冒等。

挺胸抬头促健康

从中医学的角度来说，走路姿势会影响人体的血液循环，如果总是低头驼背，就会影响大脑气血的循环，还会增加脊柱的压力，诱发脊柱损伤、颈椎病等肩背部疾病。**相反，挺胸抬头则可以有效地伸展位于人体背部的督脉和膀胱经，促进大脑血液循环，加强人体气血的运行，达到提升阳气、增加肺活量、增加血氧含量的功效。**

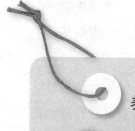

养·生·小·秘·方

解真义，保健康

出汗后的自我保健

出汗后用柔软的毛巾擦干汗水，脱掉被汗水浸湿的衣物，换上干燥宽松的衣物，远离风扇、空调和通风处，待汗水全干之后方可吹风。大汗淋漓时喝一杯温热的盐水，能够补充人体随汗水流失的盐分，避免脱水。

向古人学挺胸抬头

正确的挺胸抬头应当是目光平视前方，胸部微微前挺，肩膀保持同地面平行，头部跟身体位于同一水平，不可用力后压。在走路时要目光前视，不可低头或四处乱看。

3 吸不张口，呼不闭口

这句顺口溜讲的是呼吸养生的方法，人自从诞生的那一刻起就开始了呼吸，它可以说是人体最重要的生命活动。自古呼吸就是养生修身的重要一环，不论是传统的佛家、道家还是印度的瑜伽，都十分注重调整呼吸的过程。

在《四十二章经》中，就有这样一个关于呼吸的小故事，佛向他的徒弟们提了一个问题："人命几何？"一徒弟回答说："在数日间。"佛说："子未能得道。"另一徒弟回答说："在饭食间。"佛仍说："子未能得道。"最后佛说："生命只在呼吸之间。"在《庄子·刻意篇》中也有关于呼吸的记载："吹呴呼吸，吐故纳新，熊经鸟申，为寿而已矣。"可见，庄子也认为呼吸是长寿的关键之一。

呼吸养生的方法是什么？"吸不张口，呼不闭口"这句顺口溜又有什么含意呢？

小顺口溜，大学问

古代的中医学专家孙思邈曾经提到呼吸养生的原理："善养摄者，须知调气焉。"这句话的意思是善于养生的人就必须知道如何呼吸。

呼吸是人体进行气体交换的过程，新鲜的氧气通过吸气过程进入体内，体内代谢产生的二氧化碳则通过呼气过程排出体外。在吸气时应当用鼻子来呼吸，这是由于人体鼻腔内的鼻毛具有过滤功能，能够将空气中的有害物质阻挡在体外，如粉尘、有害气体等，如果直接张口呼吸，这些有害物质就会毫无阻挡地进入体内，对健康造成威胁。

与其相对应，呼气是人体排出二氧化碳的过程，此时如果张口呼气会加大二氧化碳的排出量，促进人体将更多的废气排出体外，有助于肺部健康。

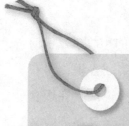

养·生·小·秘·方

解真义，保健康

呼吸养生四字诀

呼吸养生的关键是四字诀：深、长、匀、细。呼吸时要深细绵长，有意地用鼻腔进行呼吸，能促进肺循环，还能"按摩"腹腔内脏，加快胃肠蠕动。

五十营呼吸法

《黄帝内经》中提到经脉之气一昼夜在人体内运行五十个周期，因此呼吸应当跟经脉之气的运行相和谐，也就是五十营呼吸法。五十营呼吸法中，每次呼吸的时间为6.4秒左右，通过鼻腔吸气和张口呼气两个环节完成。

缩口呼吸法

　　缩口呼吸法是着重于"呼不闭口"的呼吸方法，呼气时口唇收缩，像是吹口哨一样慢慢将气从口中吹出，直到所有的气体都被呼出为止，通常呼气的时间是吸气时间的两到三倍。采用缩口呼吸法可以有效地锻炼肺部，加强肺活量，改善机体供氧状况。

4 早起三光，晚起三慌

"做人从早起"，曾文正公的这句话说出了这句顺口溜的含义。对很多人来说，清晨的被窝总是最温暖的角落，每到清晨，就只恨夜晚太短，白天来得太早。殊不知，如果只是一味贪恋被窝里的温柔，就有可能酿成健康大祸，正如顺口溜所述："早起三光，晚起三慌。"

从古至今，很多名人都有早起的习惯，著名的散文家梁实秋就曾经在他的文章中提到："早起是最快意的一件事。"而南北朝时期的颜氏家训更把"黎明即起"当做教育子孙的理论之一。清朝的重臣李鸿章也是"早起军团"中的一员，虽然政务十分繁忙，但他总是保持着每天早上6时起床的好习惯，他曾经对早起养生有详细的描述："盖清晨之气最佳，终夜紧闭卧室之内，浊气充塞，一吸清气，精神为之一爽，百病皆除……自今春始行此法，身体渐好，食量亦增。"

提倡早睡早起，古已有之，为什么早起如此重要，"一觉睡到大天亮"的习惯又有哪些害处？

小顺口溜，大学问

唐代医家孙思邈在他的《千金翼方》就曾提出"晏卧而早起"的养生思想。从传统医学的角度来说，自然界的阴阳是不断变化的，夜间是阴气较重的时间，随着天色渐明、天光渐亮，自然界的阴气不断下降，阳气不断升起，此时如果能够顺应自然，唤醒人体，就可以有提升人体阳气的作用，对于肺部、心脏、大脑等均大有裨益。因此，早起是养"阳"的第一大法。

此外，早起可以增进食欲，促进食物消化。有研究显示，人体在起床后1个小时左右食欲达到最高，此时进餐食物的消化吸收率也最高，如果能够早起1个小时，给胃肠道充足的唤醒时间，再吃份丰盛的早餐，就能为一天的工作和生活提供能量基础。研究同时显示，人体前一天的食物在早上七时左右就会消耗殆尽，此时如果不及时进餐，就会导致胃肠道饥饿运作，影响胃肠功能。

早起后如果能够进行适量的活动，还可以增加肌肉张力，唤醒休息了一夜的肌肉，以适应白天的活动。**因此早起可以促进肌肉的健康，延缓肌肉衰老，消除机体疲劳。**

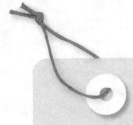

养·生·小·秘·方

解真义，保健康

起床时间怎么定

由于一年四季自然界的阴阳变化规律不同，人体起床的时间也要随之变化，通常春夏两季阳气生发，应早起，以5～6时起床为宜；而秋冬季节阴气生发，可适当晚起，但最晚不宜超过7时半。简而言之，起床时间应当顺应季节变化，以天色微亮即起床最佳。

有益健康的早起四件事

- **深呼吸**：清晨空气清新，此时进行深呼吸可以促进肺部代谢，增强肺部健康。
- **叩齿**：起床后上下齿相对而叩三百次，可强肾健体。
- **揉腹**：顺时针或逆时针揉腹可促进胃肠道运行，促进新陈代谢，为白天的工作提供活力。
- **喝水**：起床后喝一杯温开水既能补充夜间流失的水分，又能促进血液循环，还有润肠通便的功效。

5 小小一口痰，细菌千千万

晚清重臣李鸿章有一个与吐痰有关的小故事，当时李鸿章出访美国，在华盛顿的国立图书馆中想要抽烟，但是被值班的工作人员阻止，于是李中堂大人就在走出图书馆之后，恶狠狠地在图书馆门口吐了一口痰，图书馆的工作人员发现后，立即上前对其进行罚款处理。自此，李中堂大人的这口痰也成了外交史上的一个趣谈。

在世界上很多地方，吐痰罚款都是惯例，在一些国家随地吐痰罚款的金额还十分高，这不仅仅是从城市卫生的角度来考虑，也是保护公众健康的一种方式。

小顺口溜，大学问

从中医学的角度来说，健康的人体不会有痰，凡是有痰，都是由于身体正气不足，邪气入侵，导致身体病变而产生的，也就是"五脏之病，皆能生痰"，因此痰和疾病有不可分割的关系，痰到底是怎么产生的呢？

在人体的支气管黏膜上，有种可以分泌黏液的细胞，这种细胞分泌的黏液有保持支气管湿润的作用。但是如果人体被有害微生物入侵，支气管的黏膜就会受到破坏，而产生大量的痰液。正如顺口溜中所述，**在痰中，有着大量的细菌、病毒等有害微生物，还可能**

会有代谢废物，如脱落的细胞等。

　　痰就像是细菌和病毒的培养基地，小小的一口痰中，可能包含着千千万万的致病微生物，如大肠杆菌、葡萄球菌、结核杆菌、流感病毒、冠状病毒等。这些细菌和病毒大多数生命力顽强，能够在痰液中长期生存，如结核菌就可以在干燥的痰中生存6个月以上。而一旦细菌和病毒从痰液中转移到另一个人身上，就有可能引发相应的疾病，十分危险。

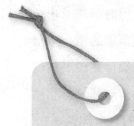

养·生·小·秘·方

 ## 解真义，保健康

好用的清痰食物

　　具有清肺润燥祛痰功能的食物有白萝卜、雪梨、银耳、蜂蜜、百合、豆浆、冬瓜等，常食用这些食物可以预防痰液的产生，而且还能从一定程度上祛痰。

健康的吐痰方式

　　在吐痰时，要将痰液吐在手纸之中，再将其包裹之后投掷在垃圾桶中，避免痰液中的细菌和病毒随着空气传播，危害大众健康。

化痰穴位按摩法

·**进行鼻部和喉部按摩：**从上到下按摩鼻梁两侧，共三十六次；用双手手掌从上到下按摩喉结部位，共三十六次。

6 烟无多少总有害，
少量饮酒利健康

相传康熙皇帝在年轻时本来也喜欢抽烟助兴，据说他幼年时在养母家中就学会了抽烟。但是后来他逐渐体会到抽烟的害处，为了在紫禁城内推行戒烟的条例，他就从自己做起，首先带头戒烟，真正做到"欲法令之行，惟身先之"。

跟烟相比，康熙皇帝对喝酒更是深恶痛绝，他认为酒会乱人心智，致人以疾，破坏健康，因此不宜多饮。据传康熙皇帝曾跟其他臣子说自己平生饮酒不足0.5千克，除了严于律己之外，他还倡议臣子们都少饮酒，并作诗"清淡作饮馔，偏心恶旨酒"来表达自己禁酒的决心。

烟酒到底为什么可怕，令名留千古的康熙皇帝也如此敬而远之呢？从科学的角度来说，抽烟和饮酒跟健康的关系到底是什么呢？

小顺口溜，大学问

现代科学研究显示，抽烟对健康是毫无益处，而饮酒则是一把双刃剑，如果控制好饮酒的量，从一定程度上来说有益健康，但是如果饮酒过度，则会伤及身体。

别让香烟带走健康

烟是由烟草切丝后卷制而成，其中含有大量的尼古丁等有害物质，致癌物高达四百多种。**长期吸烟会导致记忆力减退，诱发呼吸系统疾病、心脑血管疾病、消化系统疾病，也有可能诱发癌症。**可以毫不夸张地说，爱上了香烟就是远离了健康！

喜好饮酒是双刃剑

早在元朝，医学家胡思慧在《饮膳正要》一书中，就对饮酒的利弊有详尽的概括："酒味甘辛，大热有毒，主行药势，杀百邪，通血脉，厚胃肠，消忧愁，少饮为佳；多饮伤神损寿，易人本性，其毒甚是也，饮酒过度，丧生之源。"

现代医学研究也证实，**适量的饮酒可以增强心脏功能，促进思维，还可以降低患老年痴呆等精神疾病的风险。**酒的作用正如《说文解字》中对"酒"字的解释一样，它可以带给人们吉祥，但是也能给人们带来伤害，区别就在于你如何使用它。

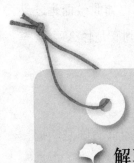

养·生·小·秘·方

解真义，保健康

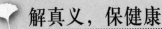

烟民的健康处方

香烟中的毒素进入人体之后大多聚集在肺部，除了戒烟之外，在日常生活中还需加强有氧运动，增强心肺功能。平时可以多食木耳、雪梨、银耳、萝卜、豆浆、罗汉果、蜂蜜、橄榄等清肺食物，帮助机体清除烟毒。

饮酒多少才适量

根据哈佛大学研究所最新的资料，通常每人每天饮用葡萄酒不宜超过120毫升，烈性酒不宜超过37.5毫升，啤酒不宜超过360毫升；混调酒不宜超过37.5毫升。

7 牙不剔不稀，
耳不挖不聋

　　这句顺口溜说出了日常生活中很多人容易犯的健康错误，指出了剔牙和挖耳朵对于牙齿和耳朵的害处。

　　剔牙和挖耳朵的习惯由来已久，根据考古学的研究结果显示，早在两千多年以前，牙签就已经出现了，根据史料记载显示，跟现代的牙签类似，古代的牙签多由竹子制作而成，而考古学家们挖掘出的制作于汉代的由黄金打造的牙签更证明了牙签的历史悠久。

　　与牙签相类似，挖耳勺的出现时代也非常早，在商代的古墓中就曾经出土两枚制作精美的玉制挖耳勺，这两枚挖耳勺形状特殊，雕花清晰逼真，相传它是殷王王妃的御用之物。

　　生活中常见的这两个小物件的历史如此悠久，它们悠远流传，历经无数的朝代更替，依然在历史的长河中顽强地生存着。但是从健康的角度来说，这两个小物件却不声不响地造就了很多健康问题，如果使用不当，手边的小物件也会成为健康隐患。

小顺口溜，大学问

　　剔牙和挖耳朵是很多人常做的动作，殊不知，这些看似只是小事的随手动作之中也包含着影响健康的大道理。

别让牙签害了你

牙签可以清除牙齿间的污垢，但是如果使用不当，随意使用牙签剔牙，或剔牙用力过大，就有可能导致牙缝增大，甚至可能刺激牙龈，诱发牙龈萎缩、牙龈炎等牙周疾病。

此外，市售的牙签多由木头或竹子做成，在制作和运输的过程中，聚集了大量的微生物，据研究部门化验，一根小小的牙签上甚至可能包含着几万个细菌，其中不乏致病菌，如果长期使用牙签，就有可能导致口腔感染。

挖耳朵挖出的疾病

耳屎的学名叫做"耵聍"，它是耳道中的一种自然分泌物，其中含有氨基酸、溶菌酶、免疫球蛋白等物质，可以有效地保护耳道不受外界侵害，具有一定的杀菌作用。

耳屎常常让人瘙痒不堪，一旦出现就想完全清除干净。但挖耳过度就等于完全驱逐了耳道的"保护神"，将鼓膜直接暴露在空气中，降低耳道的防御力。

此外，如果挖耳朵时用力过猛，还有可能损伤耳道，甚至有损伤鼓膜的危险，造成耳聋，这也就是"耳不挖不聋"的含意所在。

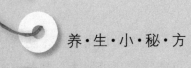

养·生·小·秘·方

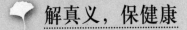

解真义，保健康

正确的剔牙方式

剔牙要选用优质木质牙签，剔牙的手法是沿着牙齿表面慢慢将牙签放入牙齿间隙中，再轻轻地推出异物，避免刺伤周围的牙床。饭后也可以通过漱口等方法清除牙齿缝隙中的残渣，避免剔牙可能产生的危险。

清理耳朵有诀窍

如果耳朵发痒，可以使用棉签蘸取医用酒精，轻轻在耳道中擦拭即可止痒。

8 饥不暴食，渴不狂饮

在饥饿的时刻，最想要做的事情就是点一桌子美食，大吃一顿；在口渴难忍时，恨不得眼前马上出现一桶清水，能够抱起来一饮而尽。这样的感受相信每个人都有，但是如果真的在饥饿时暴饮暴食，在口渴时狂饮，则对健康百害无一利。

传说中国古代的诗圣杜甫正是由于饥饿过度，暴饮暴食而亡。

在《新唐书》中对于杜甫的这段经历如是记载："大历中，出瞿塘，下江陵，溯沅、湘以登衡山，因客耒阳。游岳祠，大水遽至，涉旬不得食，县令具舟迎之，乃得还。令尝馈牛炙白酒，大醉，一昔（夕）卒，年五十九。"杜甫在路途中遭遇洪水，数日不得进食，到达耒阳县之后，县令为其送来了美味的牛肉和一坛好酒，饥肠辘辘的杜甫毫不客气地将其都送下了肚，没想到这次大饱口舌之欲的结果就是死亡。

小顺口溜，大学问

药王孙思邈在他的著作《千金要方》曾有过这样的告诫："不欲极饥而食，食不可过饱；不欲极渴而饮，饮不欲过多。饱食过多，则结积聚；渴饮过多，则成痰。"

人在饥饿之时，机体所有的气血都用来维持基本的生命活动，如呼吸等，因此机体各个器官内脏基本都处于"减速运行"的状态，因此在饥饿过度时，胃肠道十分虚弱，机体的消化功能极弱。此时如果大量进食或大量饮水，过量的食物进入胃肠道之后不能及时地得到消化和吸收，就会在胃肠道里聚集下来，直接影响胃肠道的正常运作。

同样的，在极度饥渴之时，机体的心肺功能和肾脏功能都会减弱，此时大量饮水就会加重肾脏的负担，水分无法被代谢，血液就会被稀释，最终还有可能引发水中毒，影响大脑的运作，甚至有生命危险。

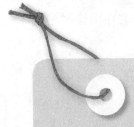

养·生·小·秘·方

解真义，保健康

过饥过渴时不能随心所欲地大吃大喝，那么在饥渴时如何进食才健康？

饥饿时要吃得像乞丐

饥饿时胃肠道的消化功能较弱，此时应当先进食一些容易被消化的食物，以清淡营养为主，如营养粥、米汤等，在不加重胃肠道负担的情况下补充食物。切不可大量食用油腻刺激的食物，避免造成消化不良。

口渴时要喝得有姿态

凉白开水是最解渴的饮品，而一口口优雅地慢慢喝水则是最解渴的饮用方法，在口渴时要一口口慢慢地喝水，当水分进入口腔之后要让其慢慢润湿整个口腔，再吞下。

汗水没干，冷水莫沾

这句顺口溜说的是出汗时要注意保暖的养生原则。出汗，是人体的正常生理现象，从中医学的角度来说，正常的出汗可以帮助机体调节体温，排出体内的代谢废物，起到排毒的功效。通过出汗还可以调节人体的阴阳平衡，因此自古就有出汗养生的说法。

现代人由于活动较少，远离自然，整日在空调房中工作、生活，出汗的机会越来越少，因此有不少人选择通过运动、桑拿等方式主动排汗来促进机体排毒，这正是现代的出汗养生。但是在所有的出汗养生的方法中，有一项十分重要的注意事项，就是出汗之后不可以洗凉水澡，也不可以喝凉水。为什么会有这样的禁忌呢？

小顺口溜，大学问

人体在出汗时，皮肤下的毛细血管呈现扩张的状态，皮肤上的毛孔也呈现扩张的状态，以利于汗液的排除和机体热量的发散。此时如果直接接触凉水，就会导致机体血管受到极大的刺激，急速地进行收缩，皮肤毛孔也会随之进行收缩。

想象一下用凉水浇灌蒸汽腾腾的水杯，水杯的热气被压制消散，而水杯中的热水也会急速变温。这正是出汗后身体接触凉水时的反应。毛孔闭塞之后，没有流尽的汗液被堵塞在毛孔之内，代谢的垃圾也随之被堵塞在毛孔处，长此以往，就有可能造成毛孔堵塞，影响机体代谢。从降温的角度来说，毛孔因受凉堵塞之后热量无法消散，因此使用凉水洗澡洗脸也无法达到降温的效果。

　　除了不能用凉水洗澡、洗脸之外，出汗之后也不能喝冰凉的冷水饮料，其原理同接触凉水类似。由此可见，出汗后接触凉水不但无法达到降温的效果，还有可能造成健康威胁，**也就是中医学中所说的"冷水灌汗，有形之水郁遏皮毛，闭其汗湿，所以身热疼重"。**

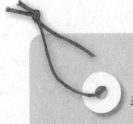

养·生·小·秘·方

 ## 解真义，保健康

　　大汗淋漓之时，不要用凉水洗澡洗脸，也不要喝过凉的水，那么，出汗后应该如何保养才能既达到降温的目的，又不损害健康呢？

喝温水才养生

　　出汗之后喝一杯温开水可以补充机体流失的水分，达到解渴补水的目的；也可以喝一杯淡盐水，在补水的同时也补充机体因流汗而损失的盐分。

汗干之后再洗澡

　　出汗后可以用毛巾先擦去身上的汗液，待其完全干之后，再用温水洗澡，达到清洁降温的目的。

10 热不马上脱衣，
     冷不马上穿棉

俗话说"衣食住行皆学问"，上面这句顺口溜说的就是其中的"衣"学问，它讲的是穿衣养生的原则。

穿衣是为了什么？对于这个问题，每个人都有自己的答案，相信有一部分人会回答穿衣就是为了让自己看起来更漂亮、更自信。但从中医学的角度来说，穿衣就是为了保护身体不受外界寒邪的入侵，正如王充在《论衡》中说："夫衣与食俱辅人体，食辅其内，衣卫其外。"随着季节变化更换衣物，也正是出于养生学的原则。

如果只是注意衣物的装扮功能，不注重它最根本的养生作用，就可能会本末倒置，形成健康威胁。很多爱美的女性在寒冷的秋冬季节依然不顾严寒，衣着单薄，即使在寒风中冻得瑟瑟发抖，也要努力维持最美的姿态，这样的后果就是浑身上下都被寒邪入侵，疾病的因子在机体内潜伏直至爆发。

小顺口溜，大学问

与这句顺口溜含意类似的，还有另外一句顺口溜："春捂，秋冻。"早春时节，气候乍暖还寒，自然界阳气始升，阴气始降，经历了漫长寒冷的冬季之后，机体已经习惯了温暖衣物的呵护，此时如果贸然脱去厚重的衣物，穿上单薄的春衣，就有可能因不适应"春寒"而受凉感冒。

另外，初春时节，气候仍不稳定，通常午后时分气温较高，但是早晚仍是寒气逼人，如果衣着单薄，就容易受寒。**因此"春捂"可以避免身体被春寒所侵。**

与此类似，夏末秋初时，往往是一场秋雨一场凉，但是如果略感凉气就早早换上加厚的衣物进行保暖，就会使机体过早地进入"晚秋初冬的状态"，不利于人体的抗寒。

因此在凉意渐显的初秋之时，应当借着夏季的暖意仍在，使身体在寒冷的气候之中得到锻炼，从而能够适应冬季的严寒。**所以说，"秋冻"能够提高人体的抗寒能力，是最好的自然养生方式之一。**

养·生·小·秘·方

解真义，保健康

穿衣之中也包含着养生的学问，如何穿衣才最科学呢？

看"天"换衣

季节更替之时都是气温变动较大的时节，此时穿衣要根据每天的气候变化进行调整，如果气温骤升骤降，就要注意适当地增减衣物，避免着凉。

春捂秋冻有讲究

不论是春捂还是秋冻，都要注意对腹部、背部和脚底进行重点保暖，因为这些部位是最易被寒气侵袭的部位。

11 吃饭不忌口，枉费医生手

　　这句顺口溜提出了中医学一个重要的观念"忌口"。忌口是指在患病期间对某些药物的禁忌，中医师通常在开药方时，都会特别指明忌口食物，以免由于饮食不当造成药物失效或疾病恶化。

　　关于"忌口"，民间流传着一个"朱元璋蒸鹅杀徐达"的故事。朱元璋得天下之后大开杀戒，包括刘伯温在内的很多开朝元老都没有从杀戮中逃脱，忠心耿耿的徐达在交出兵权之后也没有逃出被杀的命运。相传徐达当时生了背疽，朱元璋听说之后就派人送来了一只蒸鹅，命其完整吃下，徐达吃下之后就一命呜呼。

　　从中医学的角度来说，背疽是由于体内邪毒过盛而生，背疽患者应当避免食用发性食物，而蒸鹅正是大发的食物，吃下之后反而诱发邪毒的爆发，使疾病加重，引起死亡。

　　由此可见，"忌口"在疾病的治疗中十分重要，如果不注意忌口，不仅仅会像顺口溜所说"枉费医生手"，更有可能加重疾病，甚至造成更严重的后果。

小顺口溜，大学问

　　关于忌口，在很多中医典籍中都有论述。著名的中医师张仲景就曾说过："所食之味，有与病相宜，有与身为害，若得宜则宜体，害则成疾，以此致危。"为什么生病时，忌口如此重要？

　　一方面是由于忌口食物可能加重疾病。如生病之后机体的气血运行失调，阴阳失衡，脏腑的正常运行也会受到影响，此时胃肠功能较弱，某些油腻食物进入体内之后难以被消化吸收，而在机体之中聚集起来，成为健康的隐患。

　　另一方面则是由于忌口食物跟药物相克，造成药物失效，甚至可能生成有害物质，威胁到人体的健康。例如茶叶跟红霉素、蛋白酶等药物共同服用，茶叶所含的鞣酸会跟这些药物发生反应，影响药效。

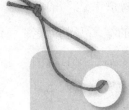

养·生·小·秘·方

解真义，保健康

　　在李时珍的《本草纲目》中，对不同疾病的忌口食物进行了详尽的记载：

生冷食物

　　生冷食物指寒性的蔬果，如香蕉、苦瓜、苦菜等。肠胃疾病患者、水肿患者不适合食用此类食物，以免加重疾病。

辛辣食物

　　辛辣食物如韭菜、青椒、红椒等。由于内热而引起的疾病患者（如痔疮、失眠患者），不适合食用此类食物，以免进一步加重体内内热。

海产品

海产品如海带、紫菜等食物通常容易引起过敏，因此有过敏反应的患者不宜食用此类食物，例如哮喘病、过敏性鼻炎患者等就不适合食用紫菜。

其他忌口食物

高糖食物不适合消化不良患者食用；高盐食物不适合肾病患者食用等。

12 冬睡不蒙头，夏睡不露肚

　　这句顺口溜说的是睡觉习惯的禁忌。冬季气温较低，很多人尤其是小孩子都喜欢把头蒙在被子里睡觉，感觉会暖和一点；而夏季气温过高，很多人睡觉不穿衣、不盖被，像弥勒佛一样露着肚子入眠，这些都是不健康的生活习惯。

　　在传统中医的养生思想中，十分重视头部和腹部，尤其是肚脐位置。头部是人体经络的汇集之地，也是机体"元神"之所在，所以，保养好头部，就等于保养好了机体的"元神"。

　　至于腹部，则是胃肠道所在的位置。胃被称做人体的"第二个大脑"，它的健康直接关系着机体能否获得营养，是健康的保护神。而肚脐位置的神阙穴更是人体的要穴。神阙穴，又名脐中。它位于命门穴平行对应的肚脐中，是人体生命最隐蔽最关键的穴窍，被称为"百穴之王"，也是人体的龟龄大穴。神阙穴是胎儿出身前从母体获取养分的通道，是人体生命动力的所在地，它内联十二经脉、五脏六腑、四肢百骸、五宫、皮肉筋，药物易于通过脐部进入细胞间质，迅速遍及血液中，所以历来被医家视为治病要穴。

小顺口溜，大学问

　　中医学认为，头部是人体阳气的汇集地，如果蒙头睡觉，会造成头部内热聚集，导致神志不清。从现代科学的角度来说也是如此，被窝中的空气流通较差，蒙着头睡觉就会导致被窝中的氧气越来越少，而二氧化碳的含量则越来越高，睡梦中的身体不能及时得到新鲜的氧气，不断地吸入二氧化碳，最后导致血液中二氧化碳浓度过高，对大脑产生损害，出现头晕、头痛、乏力等反应。

肚脐位置的神阙穴是"诸脉之冲要"，它是人体内外相通之处，也是人体脂肪层最薄的地方，自然也是防御力最弱之处。如果夏季睡觉时将肚脐露在外面，会导致环境中的寒气或湿气从肚脐进入体内，使人受风着凉，引发胃寒、胃痛等症状。因此保护腹部，就是保护脾胃，也是保养健康。

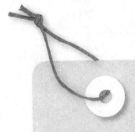

养·生·小·秘·方

解真义，保健康

既然在冬夏睡觉有禁忌，那么，我们应该怎样做才能在寒冬腊月里对抗寒流，温暖地睡到天亮？又如何才能在炎炎盛夏消暑避热，舒适地睡个好觉呢？

冬季睡眠保暖之方

睡觉前用热水泡脚20～30分钟，待全身微微出汗、有热气时，再用毛巾擦干汗水，及时就寝，可以保持身体的热度。

夏季睡眠清凉之法

夏季睡前洗个热水澡，出汗后，汗液会带走身体的热量，降低体温，此时就寝清爽凉快，不亦乐乎。另外，夏季使用亚麻、真丝类的床上用品也可以帮助降温，在气温较高时，可以只覆盖腹部，这样既保护了腹部，又避免了暑热难眠。

⑬ 多吃食盐，少活十年

这句顺口溜的意思是指如果在饮食中摄入的盐分过多，就有可能对健康造成威胁。在所有的调味品中，最重要的就是食盐，而食盐所产生的咸味也排在"五味"之中。但是古人同时认为，如果吃盐过多就会影响健康，正所谓"喜咸人必肤黑血病，多食则肺凝而变色"。

在《百喻经》中，还有一个关于食盐的佛家寓言，是说一个愚人在亲戚家做客时，发现主人在菜中加入食盐之后，所有的菜肴都会变得美味可口，因此他就买了一大袋食盐，回家之后急忙抓了一大把放入口中，结果反而咸不可忍。这个寓言告诉我们食盐虽能提味，但不可多用。

小顺口溜，大学问

食盐是由钠和氯所组成的化合物，这两种成分都是人体代谢所必需的物质，因此从饮食中摄入适量的盐分可以帮助人体代谢，但是如果摄入过多，反而可能诱发各种疾病。

肠胃疾病

摄入食盐过多，就会导致钠离子摄入过量，刺激人体的甲状腺旁腺激素分泌，破坏胃肠道的消化酶，长此以往会导致肠胃受到损伤。此外高盐也会导致胃黏膜损伤，影响胃酸分泌，破坏胃肠道的抵抗力，影响其正常运行。

呼吸道疾病

食盐中的钠离子摄入过量会抑制呼吸道细胞的活性，导致呼吸道免疫力下降，使细菌或病毒等侵入呼吸道，人体容易患感冒、支气管炎等呼吸道疾病。

糖尿病

食盐会加速机体对葡萄糖的吸收，导致血糖浓度升高，因此长期高盐饮食容易诱发糖尿病和加重糖尿病的病情。

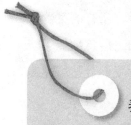

养·生·小·秘·方

 解真义，保健康

吃盐多少才适当

世界卫生组织建议，正常人每日食盐的摄入量为6～8克，如果患有心脑血管疾病，每日食盐的摄入量不可超过4克。

你的盐分摄入多吗

如果有以下这些症状，就说明你的盐分摄入过多了：

- 饮水适量，但仍然经常口渴。
- 精神容易紧张。
- 睡梦中有磨牙等现象。
- 四肢有肿胀的现象。
- 尿量减少。

生活中的低盐饮食法

　　避免食用高盐食物，同时还要注意富含盐分的调味料的用量，避免摄入盐分过高。

- 使用清蒸、清炖等方式烹调食物、保存食物营养的同时，降低食盐的使用量。
- 适当地使用醋、糖等调味料增加食物的风味。
- 适量地选用高钾低钠盐代替普通的食盐，降低钠离子的摄入。

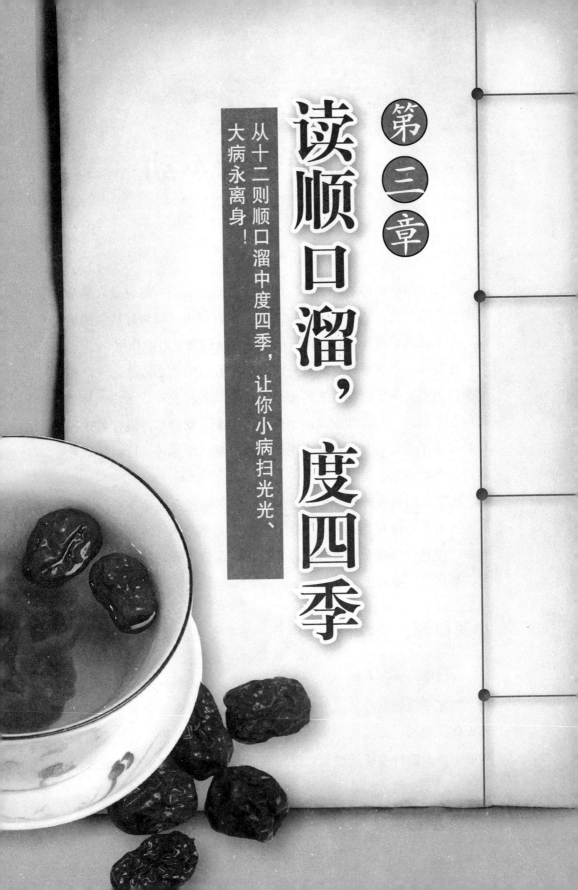

第三章 读顺口溜，度四季

从十二则顺口溜中度四季，让你小病扫光光、大病永离身！

**1 不怕天寒地冻，
   就怕手脚不动**

　　这句顺口溜指出了冬季养生的重要原则：运动，这也是人们常说的"冬练三九"。在冬季的数九寒天里，如果可以进行适量的运动，不但有助于御寒，还有促进血液流通，疏通气血的作用。

　　自古，在冬季进行运动就是人们御寒养生的重要方法之一。在取暖措施不完善的清朝，人们还开发了各式各样的冬季运动，甚至每年在北京的什刹海和护城河上举办"冬季运动会"，进行各式各样的冬季冰上运动竞技：冰上踢球、打冰球、滑冰等，可谓是玩者尽兴，观者亦乐在其中。

　　除了民间展开的冬季运动之外，清朝军队还会在冬季进行专门的冰上培训，进行各式各样的冰上表演，其盛况在《清宫词》中就有如下描述："冰莹点点放银光，箭镞闪闪似飞蝗，健儿猿臂献身手，彩球飞落报君王。"

小顺口溜，大学问

　　俗话说："冬天动一动，少闹一场病；冬天懒一懒，多喝一碗药。"冬季气候寒冷，寒气较盛，如果不注意保养就会导致寒气侵入人体，损伤人体阳气，导致气滞血瘀，对身体各内脏造成不同程度的伤害。**进行冬季运动可以促进气血循环，有御寒保暖、促进健**

康的作用。

在中医学的理论中，最重要的观点就是"天人合一"，它是指人要跟自然界相和谐，具体到季节养生上来说，就是人要顺应自然界的季节更替，只有这样人才能够随着自然界的阴阳变化达到养生的目的。

冬季运动可以帮助人体提高抵抗力。冬季气候寒冷，如果由于畏寒而一味地躲入暖室中不愿进行户外活动，就失去了在自然界中锻炼以提升自身免疫力的机会。

此外，在冬季身体的脂肪容易堆积起来，人体脂肪冬季的合成速度是夏季的两到四倍，但是其分解速度却慢于夏季，适当地进行冬季运动有助于消除多余的脂肪，不但可以塑身美体，还有养生的功效。

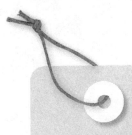

养·生·小·秘·方

解真义，保健康

冬季气候寒冷，在运动时要注意保暖，防止毛孔张开之后受到寒气的侵袭，诱发感冒等疾病。

 做好准备活动

冬季人体血液流动较慢，容易导致肌肉损伤，运动前要做充分的准备活动，如慢跑等，待身体较热时再进行剧烈的运动。

运动时间需注意

冬季早晚气温较低，寒性体质的人或患有心脏病、高血压等疾病的人应当尽量避免在气温过低的早晚时间运动，以免加重疾病。

选择适合冬季进行的运动

冬季气候寒冷，适合进行滑冰、滑雪、跑步、打羽毛球等有氧运动，如果气候过冷或畏寒严重，可选择室内游泳、室内瑜伽等室内运动。

2 杨柳发青，百病皆生

"杨柳发青"指春回大地之时。这句顺口溜的意思是在万物复苏的春季，疾病也像万物一样会苏醒过来，导致人间百病丛生。

俗话说"一年之计在于春"，春季万象更新，万物都展现出勃勃生机，但是在这一片欣欣向荣中，却暗藏着健康"杀手"——各种疾病。关于春病，在很多中医典籍中都有论述，在《素问·金匮真言论》中就曾提到"春病在阴"，认为春季疾病滋生的根源在于阴气。唐朝著名的诗人白居易在他的诗词《自问》中也提到春季易发病的现象："老慵难发遣，春病易滋生。"

在春季多发的疾病中，精神疾病就是最典型的一种，有研究显示约有一半的精神疾病患者都会在春季发病，正如民间的俗语所述："花椰菜黄，痴子忙。"据说香港著名的歌手张国荣在4月1日由于被抑郁症所困而选择结束自己的生命，想来也跟春季是抑郁症的高发季节有关。

小顺口溜，大学问

中医学认为，春季是最易爆发各种疾病的季节，一方面是由于春季气候变暖，各种细菌和病毒也随之变得活跃起来，另一方面是由于春季自然界阴阳更替，气候变化较大，容易造成机体免疫力下降，进而诱发各种疾病。在春季容易爆发的疾病有以下几种：

上呼吸道感染

春季气温回升，十分适合细菌和病毒生存，因此人体容易被致病菌感染发炎，加之春季群体活动增多，人与人之间的传播也随之增加。春季花粉、柳絮等容易诱发哮喘，因此哮喘也是春季的高发疾病。

精神类疾病

春季阳气始升，人体内阳气也随之上升，此时如果患有精神类疾病，如躁狂症等，都有可能由于阳气过剩导致症状加重。此外，春季气候变化剧烈，多变的天气容易造成精神紊乱等症状。

伤风类疾病

春季多风，风邪进入人体，随经络运行，进而侵袭内脏，就会出现流鼻涕、咳嗽等症状。

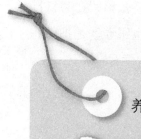

养·生·小·秘·方

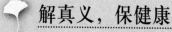 解真义，保健康

春季百病滋生，要如何保养身体才能够预防和治疗疾病，顺利度过春季呢？

养肝护肝

从中医学的角度来说，春与肝相对应，因此春季是最佳的养肝调肝的季节，在春季可以多吃红枣、枸杞、芹菜等具有养肝功效的食物。

注意锻炼

春季阳气上升，适量地进行户外运动可以帮助机体提升阳气，起到疏通经络，促进血液流动，增强免疫力的作用。

注意气候变化

春季气候多变，应当及时注意天气变化，及时增减衣物，避免受风着凉。

春季防病按摩

中医学认为背部属阳，春季阳气生发，按摩背部有助于提升人体阳气，增强抵抗力。按摩手法为用手掌掌根沿脊柱从上到下进行按揉，以背部微微发热为宜。

3 心静，自然凉

这句顺口溜在根据康熙皇帝言行所编的《庭训格言》中就曾出现过，它的意思是只要能做到内心平静，不受外界影响，就不会感受到热。

在《庭训格言》中，对于"心静，自然凉"有如下的解释："盛暑不开窗、不纳凉者，皆因自幼习惯，亦由心静，故身不热。"此外，它还特别提出夏季养生的原则："夏月不贪风凉，于身亦大有益。盖夏月盛阴在内，倘取一时风凉之适意，反将暑热闭于腠理。彼时不觉其害，后来或致成疾。每见人秋深多有肚腹不调者，皆因外贪风凉，而内闭暑热之所致辞也。"它指出夏季不可一味地贪图凉爽，否则就有可能导致风邪进入体内，在秋季就会通过疾病的形式爆发出来。由此可见，通过"调心"来度过炎热的夏季是酷夏养生之道。

小顺口溜，大学问

"心静，自然凉"是中医学理论中情志养生的体现，在嵇康的《养生论》中对此有详细的描述，他认为："更宜调息静心，常如冰雪在心，炎热亦于吾心少减，不可以热为热，更生热矣。"

从医学的角度来说，心脏是人体气血运动的动力，心脏跳动的快慢直接关系着人体内的血液流动快慢，**心脏跳动越快，血液流动越快，人体新陈代谢也随之加快，其结果就会导致激素水平升高，**

进而使体温上升。

从心理学的角度来说，心理暗示对健康有重要的作用，如果心情平静，大脑就会产生相应的感觉，进而使炎热感降低。但是，如果总是由于炎热的气候感到急躁，大脑就会放大热感。

因此，"心静"可以从心理层面上降低人体热的感觉。

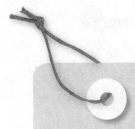

养·生·小·秘·方

解真义，保健康

"静心"可以在夏季降低热感，对抗炎热的天气，那么如何才能做到"心静，自然凉"呢？

"食物"静心法

食用冬瓜、丝瓜、西红柿、香蕉等食物，以及碳水化合物含量丰富的食物，如面包等，可以帮助人体缓解不良情绪，发挥镇静的作用。

"视觉"静心法

看令人有清凉感的风景画，如雪山、冰川等，有助于大脑平静下来。另外，使用冷色调，如白色、浅蓝、淡绿等，也能营造凉爽的环境。

"音乐"静心法

舒缓的音乐或雨声、风声、流水声等大自然中的声音可以帮助人体放松。

"呼吸"静心法

通过深呼吸可以增加氧摄入量，促进新陈代谢，进而增进大脑供氧，对于镇静有良好的功效。此法需用鼻吸气，口呼气。

4 冬季不求极暖，夏季不求极凉；逞一时之快，常常招病害

这句顺口溜提出了冬夏两季养生的要诀。"冬季求极暖，夏季求极凉"是很多现代人的做法，他们总是在冬季里把自己裹得严严实实的，家中的暖气或空调也开得很大，生怕冻着了，因此整个冬季都不曾感受到寒冷，家中似乎比春秋更温暖。夏季则正好相反，极尽各种散热之道，空调、冷饮、冰块一应具全，一旦稍有热感，就立刻进行降温。事实上，这样的做法不但不能养生，反而会招来各种病害。

小顺口溜，大学问

从中医学的角度来说，人是生活在自然界之中的，因此不能够脱离自然界的气候变化去生活。一年四季之中，随着自然界中的阴阳交替变化，人体中的阴阳平衡也会随之发生变化，只有顺应自然，体内才能达到阴阳平衡，从而延年益寿。

冬季极暖危害大

冬季人体新陈代谢较慢，如果保暖过度，就会导致人体内部的积热无法散发，再加上高热量的食物，身体就会出现上火、胃肠道不适等症状。此外，冬季人体脂肪代谢较慢，一味保暖会导致脂肪堆积，诱发高血压等病症。

夏季极凉伤身体

夏季如果使用空调等设备使室内温度过低，就会导致室内外温差过大，造成人体体温自动调节系统紊乱，降低人体免疫力。此外，长期生活在空调环境中，容易诱发感冒、关节疼痛等。夏季如果饮食过凉，就有可能刺激胃肠道，造成胃肠道损伤，影响健康。

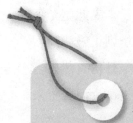

养·生·小·秘·方

解真义，保健康

冬季"冻"方

冬季可以在气温适中时适当地进行户外活动，让身体跟大自然相接触，适当地"冻"一下，不但可以提高免疫力，还能有效避免由于内热过重引发的各种疾病。在冬季饮食中可以搭配的凉性食物有白萝卜、莲子、冬瓜等。

夏季 "暖" 方

夏季室内外温差以不超过5℃为宜，一般空调温度应当设定在25℃左右。夏季不可一味贪图寒凉饮食，可搭配红枣、枸杞等温热性食物，以增加食物中热性食物的比例。

5 二八月乱穿衣

　　"二八月"是指农历的二月和八月。在这两个时段人们往往会根据自己的情况穿衣服，有些畏寒，就会穿得较厚，而有些怕热，则早早穿上凉爽的衣物。同时，"二八月乱穿衣"也道出了春秋季节天气变化较快，人们穿衣冬夏不分的景象。这句顺口溜说的是中医理论中的衣着养生观，中医学认为养生是从日常生活中一点一滴的小事做起的，穿衣也是其中的一环，王充在《论衡》中就对穿衣有如下的论述："夫衣与食俱辅人体，食辅其内，衣卫其外。"

小顺口溜，大学问

　　农历二月、八月通常是指公历的三月和九月，这两个月正当春天和秋天，此时大街上出现乱穿衣的现象主要有以下两个原因：**其一是由于春秋季节气温变化较大，昼夜温差较大，导致"乱穿衣"的现象**。春秋季节常常会出现早晚如冬，正午若夏的情况，因此人们的衣着就会根据天气的变化发生改变。**其二是由于春秋季节天气初变，人们根据自己对气温变化的适应力穿衣，就会形成"乱穿衣"**。春秋季气温往往是乍暖还寒，此时体弱畏寒的人就会穿得较厚，而热性体质的人就会穿得较薄。"二八月乱穿衣"的现象正是中医衣着养生观的体现，它是春秋季养生的重要原则。通过及时地调整衣着厚薄，可以帮助人体适应天气的变化，达到预防疾病，增强免疫力的目的。

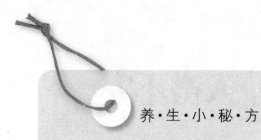

养·生·小·秘·方

解真义，保健康

"二八月"是乱穿衣的季节，那么，二八月穿衣有哪些原则呢？

过渡自然

春秋季节气候乍暖乍凉，因此在天气发生骤变时要注意避免过快过早地更换衣物，以免天气变化造成身体受损。

厚薄搭配

春秋季穿衣可以采取外厚内薄的方式，以适应一天之内的温差变化，在温度较低的早晚可以穿上外套，温度较高时则可脱掉外套。

两手准备

春秋季最好能在手边准备两套厚薄不同的衣物，以根据天气变化及时更换。

6 大寒不寒，人畜不安

　　"大寒"是二十四节气之一，也是冬季的重要节气。通常来说在进入大寒之后，严寒袭来，此时气温降到一年之中最冷的程度。这句顺口溜说的是如果"大寒"节气过后天气仍然没有变冷，就会造成"人畜不安"的后果，来年对人类和动物的健康造成重大的威胁。

　　这句顺口溜是典型的节气顺口溜，在我国古代流传着很多类似的顺口溜，人们根据当年的气候变化或天气情况，对来年进行预测，这种预测往往是千百年来的经验总结。这句顺口溜中所描述的情景在2002～2003年间就得到了验证。2002年的冬季，在大寒节气之后，天气依然寒中带暖，在一些地区更是艳阳高照。结果到2003年，传染性非典型性流感（SARS）大规模地爆发，一时间不少人的健康受到威胁，可谓是真正的"人畜不安"。

小顺口溜，大学问

　　"大寒"是冬季的节气，此时如果气候寒冷，就可以冻死大部分细菌和病毒，并且延缓细菌的繁殖，达到灭菌的作用。寒冷的气候也会减少老鼠、蚁类、蛇类等动物的活动，避免这些动物的活动造成疫病的传播。

　　相反地，如果气候较热，细菌就会繁殖蔓延，随着蛇虫鼠蚁的活动不断地传播和隐藏下来，一旦春季气候回暖，这些细菌和病毒就会立刻活跃起来，导致人和动物感染，引发各种感染性疾病，形成广泛的健康威胁。因此寒冷的冬季可以说是自然界自我调节的"消毒"手段，通过严寒冻死大多数细菌和病毒，保证大部分生物来年的健康。

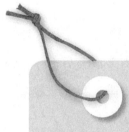

养·生·小·秘·方

解真义，保健康

如果"大寒"不寒，怎样才能够避免被细菌和病毒侵袭呢？

注意个人卫生

如果冬季过暖，就要特别注意居室环境的卫生和个人卫生，及时更换衣物，注意室内通风和消毒，从而尽可能地避免细菌和病毒的感染。

注意饮食卫生加强运动

不要吃生冷食物，尽量避免在卫生条件较差的地方进食，以免病从口入。从冬季到春季都要积极进行户外运动，促进气血运行，增强人体免疫力。

7 一场春雨一场暖，
  一层秋雨一层凉

这句顺口溜提出了一个气候学原理：春季下过雨之后天气会越变越暖。秋季则正好相反，随着秋雨的飘落，冬天的脚步也越来越近。这句顺口溜是千百年来人们总结的经验，反映了春秋季节天气变化的规律，为气候养生提供了理论依据。在中医学的理论中，天气变化是导致体内阴阳失调的重要原因之一。

《黄帝内经》中记载："百病之生也，生于风寒暑湿燥火。"由此可见，天气变化和疾病的产生有密不可分的关系，想要养生长寿，就必须了解自然界的气候变化规律。

小顺口溜，大学问

从气象学的角度来说，"一场春雨一场暖，一层秋雨一层凉"这句顺口溜提醒人们在春秋季节要特别注意下雨之后的衣物更替，让自己与自然界的季节更替相适应。

春季，太阳的照射逐渐增强，气温逐渐回升，暖空气向北方"挺进"，此时冷暖空气相遇后就会产生降雨现象，在降雨后暖空气就会控制天气，气温逐渐升高，因此春季下过雨后，天气就会逐渐变得暖洋洋起来。与春季相对应，秋季冷空气南下，遇到本来占据主导地位的暖空气之后就会形成降雨，使温度不断地下降，出现"一场秋雨一场凉"的现象。

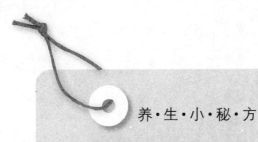

养·生·小·秘·方

解真义，保健康

春秋两季的天气多变，掌握其变化特征更有利于养生：

随季节变化养生

在春、秋两季要特别注意关注天气变化情况，及时增减衣物。

随气温变化养生

春、秋两季一天之中温差较大，通常早晚较凉，正午较热，具体到养生的学问中可以结合春秋季的特点，畏寒的人要以白天活动为主，以免受寒；热性体质的人则可以根据自身的情况选择早晚活动。

预防春秋季多发疾病

春季随着气温的回升，阳气上升，易诱发各种传染病，因此春季应注意个人卫生，避免感染疾病；秋季天气变冷，寒气入侵容易诱发气管炎、肺炎等呼吸系统疾病，因此秋季要注意保暖，尤其是咽喉部位的保暖，避免感染疾病。

8 打了一冬柴，煮锅腊八粥

这句顺口溜提到冬季养生的法宝之一—— 粥品，它特别提出冬季喝腊八粥的重要性，认为整个寒冬腊月辛苦地劳作只需一锅腊八粥即可慰藉。

腊八粥也叫七宝五味粥，主要原料是谷物，常常会搭配豆类、果仁等食物。相传腊八粥起源于印度，是为了纪念佛祖成道而制作。自古人们就有在农历腊月初八食用腊八粥的习俗，在宋代，每逢腊月初八，开封府各寺院都会制作腊八粥并广为发送。宋朝诗人陆游的诗句中也对这一习俗有记载："今朝佛粥更相馈，反觉江村节物新。" 到清朝之后，喝腊八粥的习俗更加兴盛，一到腊八时节，家家户户都会烹制腊八粥来食用。

小顺口溜，大学问

喝腊八粥是自古流传至今的习俗，清朝营养学家曹燕山在《粥谱》中就曾对腊八粥进行详细的叙述，**并指出冬季以腊八粥进补，有和脾胃、补心肺、益肝肾、安神等作用。**

在腊八粥中，最重要的原料就是谷物，常用的有糯米、小米、薏仁等，这些谷物都是碳水化合物的来源，富含钙、磷、铁等元素，具有补脾养胃的功效，冬季食用可以温补脾胃，促进消化和吸收，其中薏仁还具有预防高血压等心脑血管疾病的功效。腊八粥中的豆类是植物蛋白的重要来源，具有补肾健体等多种功效，而果仁也有益智健脑的作用。

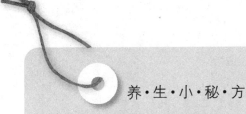

养·生·小·秘·方

解真义，保健康

腊八粥是冬季进补的良品，但是如何搭配组成腊八粥的食材最合适呢？

老人喝粥易平补

老人的消化吸收功能较弱，冬季喝粥应当选择易消化的食材，避免过硬的坚果。适合老人选择的食材有糯米、燕麦、黄豆、小米、黑芝麻、黑豆、桂圆、红枣、葡萄干等。

女性冬季补气血

冬季气候寒冷，女性易出现气血两虚，手脚冰凉的情况，宜选择滋阴补血的食材搭配，如红枣、桂圆、葡萄干、红豆、红糖、银耳、枸杞、桂圆、小米等。

男性的健肾粥品

中医学认为，冬季跟五脏中的肾脏相对应，因此冬季正是补肾的好时节，男性可以选择豆类和坚果作为腊八粥的辅料，如黄豆、黑豆、花生、腰果等，也可搭配黑色食物，如黑芝麻、黑米，健肾效果更佳。

儿童的强身粥品

儿童正处于生长发育的阶段，冬季应选择营养丰富、较易消化的食物进补，如黄豆、黑豆、红豆、桂圆、玉米、高粱、红薯等，也可在粥品中加入适量的水果、山楂等有开胃作用的食材。

9 阳春三月三，荠菜当灵丹

这句顺口溜的意思是在农历三月初三时，正是食用荠菜的时节。在民间，每年的三月初三，人们都会用荠菜煮鸡蛋，加入红糖之后食用，认为可以滋补身体。相传这是三国时期的名医华佗用来治疗瘟疫的良方。

关于这个传统，在清朝叶调元的《汉口竹枝词》中也有记载："三三令节重厨房，口味新调又一桩。地米菜和鸡蛋煮，十分耐饱十分香。"诗词中提到的地米菜正是荠菜，而宋朝著名的诗人陆游也十分喜爱在春季食用荠菜，他曾经写诗说道"春天荠美忽忘归"，来表达对春荠的赞美。

小顺口溜，大学问

荠菜只是春天众多野菜中的一种，在春季的饮食中，除了荠菜，其他的野菜也是养生良品。为什么春季食用野菜可以"当灵丹"呢？

吃当令蔬菜的原则

在中医学的理论中，有一个重要的饮食原则就是"吃当令蔬菜"，也就是吃该季节所生长的蔬菜水果才是最好的养生之道。具体到春季来说，气候回暖，阳气生发，此时生长成熟的蔬菜包含有蓬勃的"生命力"，春季食用有促进阳气生发的作用，而野菜就是春季当令蔬菜中的一种。

野菜的特殊营养

通常来说，野菜的营养价值较为丰富，其中所含的营养物质，如蛋白质、维生素等要比栽培种植的蔬菜高出大约五分之一。此外一些野菜还具有特殊的功效，如荠菜就具有健胃消食、止血等功效，而马齿苋则具有解毒和消毒的作用等。

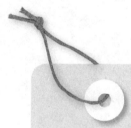

养·生·小·秘·方

 解真义，保健康

常见的春季野菜

· **荠菜**：性味甘凉，对消化系统有保健作用，具有健胃消食的功效。此外，荠菜还可以缓解消化道等器官出血的症状。

· **马齿苋**：寒性野菜，具有解毒消炎的作用，可以抑制体内的致病菌，有"天然抗生素"的美誉。

· **马兰**：富含丰富的维生素，营养全面，对于春季易发的呼吸道感染等疾病有预防和缓解的作用。

· **苦菜：**性寒味苦，具有清热解毒的作用，十分适合热
性体质及患有热性疾病的人群食用。

春吃野菜的禁忌

野菜虽然适合春季食用，但是食用时也有一定的
禁忌：首先，食用前注意要洗净，避免因其生长环境污
染造成的食物中毒；其次，过敏体质的人不适合食用野
菜。此外，野菜通常是凉性，不适合长期食用，寒性体
质的人不宜食用过多。

10 三九补一冬，
来年无病痛

　　这句顺口溜提出冬补的观点，冬季进补是民间养生的传统，人们认为冬季进补得好不好，直接决定来年的身体是否强健，正如另外一句相似的顺口溜所述："今年冬令进补，明年三春打虎。"

　　冬季进补的养生方式古已有之，清朝寿命最长的皇帝乾隆就十分注意冬令时节的进补，他在隆冬时节常会命御医制作药膳和药酒给自己调理身体，其中御医们最常用的中药就是具有补中益气作用的人参。

　　根据乾隆时期的宫廷记载显示，自乾隆六十二年十二月初一至乾隆六十四年正月初三，乾隆皇帝共进人参三百五十九次之多！

　　那么，冬季进补到底有哪些好处，冬季又适合进补哪些食物呢？

小顺口溜，大学问

　　中医学认为，养生防病的方式应当跟自然界的四季变化相适应，也就是顺应天时。《黄帝内经》中对于冬季有这样的记载："冬三月，此谓闭藏……去寒就温，无泄皮肤，使气亟夺，此冬气之应，养藏之道业。逆之则伤身……"冬季气候寒冷，万物生机收藏，此时养生应以"冬藏"为主。

　　同时，经过了一年的活动，人体内的各种营养物质包括气血都有所损耗，进入冬季之后，人体的代谢逐渐减慢，此时如果进补食物，其中的营养素就可以被尽可能地吸收，并且储存在体内。**因此冬季进补可以增加营养，提高身体的免疫力，为来年的健康打下坚实的基础。**

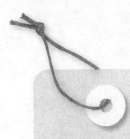

养·生·小·秘·方

解真义，保健康

适合冬季进补的食物

冬季适合吃营养丰富的食物或服用一些补药，特别适合服用大补气血的热性食物和药物，其中人参、黄芪、白术、党参可用来补气；阿胶、枸杞、桂圆、当归可以用来补血；其他的如何首乌、鹿茸、红枣、山药、芝麻、冬虫夏草、核桃仁、黑豆、坚果等也十分适合冬季食用。

冬季进补需注意

肠胃功能较弱的人群不适合过多进补，应当首先使用陈皮、山楂、茯苓等药物调理肠胃，之后根据个人情况再考虑是否进补，以免造成不良后果。进补食物要根据自身的体质而定，避免乱补伤及健康。还有，人在患病之时不适合进补。

11 立冬萝卜赛参汤，不劳医生开药方

这句顺口溜中提到了一种常见的蔬菜——萝卜，并且指出在冬季吃萝卜有强身健体、防病抗病的作用。

相传在三国时，曹操赤壁大败后率部从华容道落荒而逃，当时其军中粮草匮乏，同时又遭遇瘟疫流行，几万大军饥渴难忍、疲劳交加。当时士兵们发现了路边的田地里长着一片萝卜，拔来解渴充饥，并且治好了瘟疫，得以顺利撤退，后来这片萝卜田就被称为"救曹田"。

对于兼具充饥和养生功效的萝卜，元朝时也曾有人用如下诗句赞美它："熟食甘似芋，生吃脆如梨。老病消凝滞，奇功真品题。"诗句之中就提到了萝卜防病治病的作用。萝卜到底有哪些功效？为什么适合在冬季食用？

小顺口溜，大学问

在李时珍的《本草纲目》中，关于萝卜的记载如下："大下气、消谷和中、去邪热气。"**中医学认为，萝卜性平，味辛、甘，具清热润肺、滋润身体、补中益气的作用，在民间被称做"平补小人参"。**

冬季由于气候寒冷，寒邪容易侵袭肺部，诱发上呼吸道疾病，伤及肺脏，此时进食萝卜可以养肺，抵御寒邪的侵袭。此外，萝卜性微寒，冬季人们往往十分注意居室和衣着保暖，并且饮食也多为热性食物，而食用萝卜则可以避免过度保暖引发的上火反应。

冬季人们活动较少，进补较多，容易出现消化不良的现象，萝卜中的纤维素还可以帮助肠胃消化，促进机体排毒，保护肠胃。

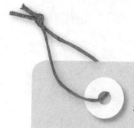
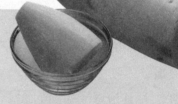

养·生·小·秘·方

解真义，保健康

萝卜品种的差别

- 白萝卜：性微寒，味甘，生食可以促进消化，熟食则有补气的功效。
- 红心萝卜：具有利尿、排毒的功效。

萝卜怎么吃

萝卜性味寒凉，冬季不宜生吃，适合油炒，并跟温热食物搭配食用，如桂圆、红枣等。

萝卜的饮食禁忌

冬季萝卜不宜跟人参、何首乌、鹿茸等补品一同食用，避免影响药物的进补功效。此外，脾胃虚弱或患有严重全身疾病的人群也不适宜在冬季食用过多的萝卜。

白露身不露，
寒露脚不露

白露和寒露都属于秋季的节气。这句顺口溜说的是秋季养生的原则，它提出在白露节气过后就需要注意身体的保暖，寒露节气过后要特别注意足部的保暖。

白露是进入农历九月之后的第一个节气，此后气温开始下降，天气转凉，清晨会有露珠出现，白露的名字也由此而来。顺口溜中的另一个节气寒露则跟白露一脉相承，进入寒露之后，秋季的肃杀已经显现无疑。

在《黄帝内经》中，曾经对寒露有如此记载："五之气，惨令已行，寒露下，霜乃早降。"也就是说寒露之时，寒气已盛。白露是寒气始升，寒露则是寒气较盛，因此自古养生就十分重视在这两个节气时保养身体。

小顺口溜，大学问

白露和寒露是秋季两个关键的节气，这两个节气到来时自然界中的寒气较盛，需要特别注意保暖。

白露身不露

白露最典型的特征就是自然界中会结露珠，露珠产生的原因是由于气温降低，水蒸气凝结所形成的，因此白露节气来临时，虽然白天仍然余热缭绕，但是实际上寒气已升，因此往往一天之中温差较大，时热时凉。此时要特别注意身体的保暖，穿着合适的秋装，避免寒气入侵人体。

寒露脚不露

寒露之时寒气袭人，要特别注意足部的保暖，这是因为双脚是肢体的末端，此处的血液循环较弱，是最容易被寒气侵袭的部位。因此，要特别注意足部的保暖，避免"寒从脚入"。

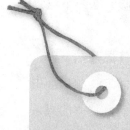

养·生·小·秘·方

解真义，保健康

白露时节的保暖手段

进入白露节气之后，就要放弃夏季过凉的衣着打扮，如短裤、短裙、凉鞋等，搭配入秋的衣物，如薄开衫等，特别要注意傍晚和夜间的保暖，可在夜间适当地增添衣物。

此外，白露之后夜间寒气最盛，因此要特别注意睡眠期间的保暖，避免夜间受寒。

寒露时节的护脚方式

寒露节气之后要穿较暖的鞋袜，同时可以通过运动、泡脚等方式促进足部的血液循环，提高足部温度，避免足部受寒。

第四章 读顺口溜，学保健

从十二则顺口溜中学保健，让你小病扫光光、大病永离身！

2 花竹幽窗午梦长，
此身与世且相忘；
青山绿地溪水长，
不觅仙方觅睡方

这句顺口溜描述了睡梦悠长的美好场景，"不觅仙方觅睡方"道出了睡眠的重要性，而"花竹幽窗午梦长"更特别提到了午睡的好处。

人一生中有三分之一的时间在睡眠，这也是为身体"充电"的手段。正如英国大戏剧家莎士比亚所说，睡眠是"生命筵席上的滋补品"，因此睡眠质量好坏直接决定着人体健康。

午睡这一习惯古已有之，在很多诗词歌赋中都能看见"午睡"的踪影，如清朝李笠翁就曾说过："夏日午睡，犹如饥之得食，渴之得饮，养生之计，未有善于此者。"这句话的意思是午睡是夏日养生的大计，夏日小睡就如同饿了就要吃饭，渴了就要喝水般，让疲劳的身体得到良好的休息。在宋朝蔡确的《夏日登车盖亭》中也对午睡有所描述："纸屏石枕竹方床，手倦抛书午梦长。睡起莞然成独笑，数声渔笛在沧浪。"诗词中对午睡后的舒适感进行了细致的描绘。

随着时代的发展，生活节奏逐渐加快，人们渐渐地丢掉了午睡这种悠闲自在的生活习惯，从养生的角度来说，这对于人体并无益处。

小顺口溜，大学问

现代科学研究显示，人体的睡眠周期是由大脑所控制的，通过睡眠，人体的大脑及身体的各项器官都能得到很好的休养和调整，而午睡也是睡眠周期中不可缺少的一部分。

午睡提高精力

有研究显示，人体的生物钟在白天会出现睡眠高峰，其中一个睡眠高峰出现的时间就在午间，中午如果能够得到休息，就能有效地消除上午的劳累，为下午的工作保存精力。每日午后小睡十多分钟就可以有效地消除身体疲劳，其缓解疲劳的效果可以媲美夜间2小时的睡眠。

午睡预防冠心病

根据医学研究显示，睡眠不足者患冠心病的几率要高于正常人群，这是身体长期处于高速运转的状态，血管和心脏的压力较大所致。因此在白天午睡20分钟到半个小时，就可以使疲劳的心脏得到放松，并促成人体内分泌的平衡，减小血管压力，从而降低患冠心病的风险。

午睡增强免疫力

人的免疫系统是通过淋巴细胞发挥作用的。午餐之后进行休息可以刺激体内淋巴细胞，增强淋巴细胞的活力，从而提高身体的免疫力。

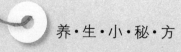

养·生·小·秘·方

解真义，保健康

午睡时间需注意

饭后不宜立即午睡，以免影响人体正常的消化吸收，进而影响胃肠道功能，造成胃肠疾病。一般应当在饭后等半个小时左右再午睡。

午睡方式需健康

午睡最好采取平躺的姿势，侧躺时以向右侧为宜，可以减少心脏负担，增加身体的血液循环，促进消化吸收。

午睡长度要适中

午睡的长度以半个小时以内为宜，这是由于人的睡眠分浅睡眠和深睡眠两个阶段，如果睡眠时间超过半个小时，就会进入深睡眠阶段，此时身体处于完全休息状态，不易苏醒，若强行苏醒，人就会觉得不适。

多近树，常吃素，
童心驻，忘岁数

这句顺口溜提出了健康长寿的几项重要原则：亲近自然、饮食清素、"保持童心，忘记烦恼"。这几个原则都是长寿的法宝。多近树是指经常进行户外运动，保持身体的活力；常吃素则是指避免过于油腻刺激的食物给身体造成负担；而"童心驻，忘岁数"则是指如何从心理上来保持健康。

在这几项健康原则中，最难做到的是"童心驻，忘岁数"，随着年龄的增长，生活中的各项繁杂事情层出不穷，如何在压力之下保持健康的心态就成了养生的重点。

我们常常会看到很多长寿的老人都怀有自己的童心，例如享寿九十的著名哲学家和逻辑学家金岳霖在晚年依然保持着孩子般的天真，他酷爱动物，并且像孩子一样把动物放在跟自己平等的位置上，常常跟动物一同进餐，最特别的是他的家中还四处都摆放着蛐蛐罐，可以说是十足的童心未泯。

小顺口溜，大学问

"多近树，常吃素，童心驻，忘岁数。"这句顺口溜概括了以下几大养生道理：

多近树，促代谢

在传统中医养生观中，最重要的就是"天人合一"思想。多接触绿色植物，多接触大自然，进行户外运动，有助于身体吸收更多的氧气，促进新陈代谢，对健康大有裨益。

常吃素，保健康

荤菜往往油脂含量较高，长期食用容易造成血管中脂肪堆积，容易引发高血压、冠心病等心血管疾病。相对地，素食则可以促进机体的消化和吸收，具有清除代谢垃圾的作用，长期食用可以促进血管健康。

童心驻，忘岁数

养生，除了身体的调养，心态的调养也十分重要。正如古人所说——"心态平和，则正气存内。"良好的心态能够扶持正气，提高人体免疫力，进而使人保持健康。

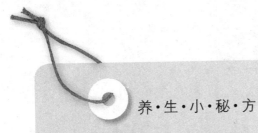

养·生·小·秘·方

解真义，保健康

素食者的营养搭配

素食者应保证进食种类丰富，每天都应当食用谷物、蔬菜、水果等多种食物，以保证充足的营养。此外，素食者应当在饮食中有意识地适当多补充豆制品，如豆腐、豆浆、腐竹等，为身体补充蛋白质。

保持良好心态的秘诀

要保持良好的心态，就需要经常参加体育活动和社会活动，学会劳逸结合，缓解压力。此外，还可以适当培养一些兴趣爱好，如画画、写毛笔字等，以保持良好的心态。

3 朝暮叩齿三百六，
    七老八十好牙口

　　叩齿，就是空口咬牙。这句顺口溜提到了一种十分特殊的养生方法——叩齿养生。从中医学的角度来说，叩齿是保养牙齿的一个良方，经常叩齿可以有效地维持牙齿的活力和健康，达到"七老八十好口牙"的效果。

　　叩齿养生相传是达摩祖师流传下来的养生方法，在少林始祖达摩祖师所创的《达摩易筋经》中就有提到叩齿养生的方法。此外，在很多古代的医学著作中也都提到了叩齿养生的方法，例如在清朝马齐所著的养生著作《陆地仙经》中就有如下的记载："睡醒时叩齿三十六遍，永无虫牙之患。"意思是如果每天早上能够坚持叩齿三十六次，就可以保护牙齿不受蛀牙所侵害。

　　在药王孙思邈在《千金方》中也曾提到："每晨起，以一捻盐纳口中，以温水含揩齿，及叩齿百遍，为之不绝，不过五日，齿即牢密。"提倡每天叩齿百次来保养牙齿，使其更加坚固。

　　宋朝大诗人苏东坡也是叩齿养生的实践者之一，他曾对叩齿之后的体会进行了描述："一过半夜，披上上衣面朝东南，盘腿而坐，叩齿三十六下，当会神清气爽。"

小顺口溜，大学问

现代医学认为叩齿能够对牙齿周围的神经组织形成有效的刺激，促进牙周组织细胞的活力，同时还可以促进牙周血液循环，提高牙齿的免疫力。叩齿是良好的口腔保健方法，它可以延缓牙周组织的老化。对于已经患有牙病的患者来说，经常叩齿也有很好的辅助治疗作用。

从中医学的角度来说，叩齿具有健脾、补肾、强骨的作用。这是由于在叩齿的过程中口腔会产生大量的唾液，有助于食物的消化吸收，能改善肠胃的功能。

其次，在中医学的理论中，牙齿与肾脏相对应，如果肾脏强健，则牙齿坚固，如果肾脏衰弱，则牙齿也会随之出现各种疾病。相应地，通过刺激牙齿和牙周组织，也可以达到间接刺激肾脏的目的，因此叩齿有补充肾精、保养肾脏的功效。

此外，中医学还认为"齿为骨之余"，对牙齿产生刺激，会间接地刺激骨骼，达到强健骨骼的目的。

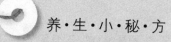

养·生·小·秘·方

解真义，保健康

叩齿力度要注意

叩齿根据其力度的不同可以分为轻叩、重叩、轻重交替叩。其中轻叩适合已经患有牙齿疾病的患者，而牙齿健康的人则可以采取重叩或轻重交替叩的方式。

叩齿次数

叩齿次数如果过少，就起不到对牙床等位置的刺激作用。通常来说，每次叩齿次数最少为三十六次，如果可以达到顺口溜中所说的三百六十次，则健齿保养的效果更佳。

4 头为精神之府，
　　日梳五百健耳目

　　这句顺口溜提到了一种传统的日常保养方法：梳头养生。在晋朝嵇康所著的《养生论》中，就曾提到："春三月，每朝梳头一二百下，寿自高。"它向人们传达了在春季梳头可以健身养体，使人健康长寿的道理。

　　在古代，对于梳头养生的记载很多，而梳头的时间也并不仅仅局限于春三月，例如宋朝郭尚贤就曾经在《清异录》中提到："梳头洗脚长生事，临卧之时小太平。"将梳头和泡脚看做是睡前两大美事。

　　在民间，也流传着"梳头又洗脚，强似吃补药"的俗语，将梳头和洗脚看做补养大法。寿至86岁的著名诗人陆游也曾十分推崇梳头养生，在很多诗篇中也提到了梳头之事，例如"客稀门每闭，意闲发重梳"、"觉来忽觉天窗自，短发萧萧起自梳"等。

　　梳头是日常生活中最常见的活动之一，为什么古人对于梳头养生如此推崇，它又有哪些独特的功效呢？

小顺口溜，大学问

　　中医认为，经常梳头可以刺激经络穴位，有舒经活血的作用。在中医学的理论中，头部是人体所有经脉的汇集之处，在头部还

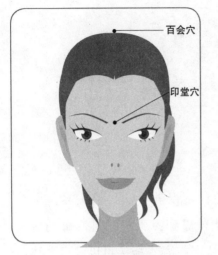

百会穴

印堂穴

分布着百会穴、太阳穴、印堂穴、风池穴等数十个重要的穴位。梳头可以对这些经络和穴位起到刺激和按摩的作用，不仅能够调节头部的气血运行，还可以对全身的经脉进行刺激和调节，具有良好的舒筋活血、疏通经络、强身健体的作用。

从现代医学的角度讲，人体的头部分布着大量的皮下毛细血管和末梢神经，因此梳头可以通过刺激头部神经来调节中枢神经系统，刺激毛细血管以改善脑部供血，达到舒缓神经、消除疲劳的作用。

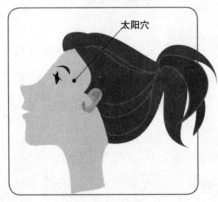

太阳穴

梳头能够促进头部的血液循环，保持大脑活力，增强脑功能，延缓大脑衰老，对高血压、心脏病、失眠、健忘、中风、老年痴呆等心脑血管疾病和神经系统疾病具有良好的预防功效。

对爱美的人士来说，梳头还有护发养发的功效，通过刺激头皮细胞，可促进头部血液循环，加快细胞的新陈代谢，增加头皮及毛发的血氧供应，使头发保持健康，乌黑亮丽。

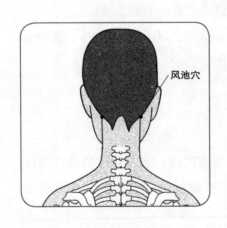

风池穴

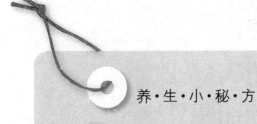

解真义，保健康

梳子的选择

梳子的材质以天然的为宜，例如牛角梳、桃木梳、檀木梳等，这类梳子软硬适中，对于头部能够形成恰到好处的刺激，能避免塑胶等材质的梳子可能存在的静电。此外，在日常生活中也可以常用手指代替梳子进行头发的梳理。

梳头的方式

梳头养生应当顺着经络方向进行，首先从额头中央位置开始，顺着额头正中的方向施力向后梳，梳头的频率应当适中，直至脑后颈部位置。随后再分别沿着左右两边的头部经络向后梳理，一般以头皮微微发热为宜。

5 清晨一杯水，
　　生津润脾胃

　　"水是生命之源"，经过了漫长的夜晚之后，喝一杯水，"灌溉"夜间缺水的身体，对润泽脾胃很有助益。

　　俗话说："人可以不吃饭，但不能不喝水。"人体之中水分含量极高，可以达到70%～85%，说"人是水做的"一点也不夸张，人体一旦出现缺水的情况，就会妨碍身体各个脏器的正常运行，因此随时补充水分是保持健康的重要法宝，而清晨的一杯水正是在人体最缺水的时刻送给身体的一份养生补品。自古就有清晨喝水养生的方法，在民间，还流传着"朝朝盐汤，晚晚蜜水"的说法，说的就是在每天早上喝一杯淡盐水，每天晚上睡前喝一些蜂蜜水，有助于人体健康长寿。

　　为什么早起喝水如此重要，这个简单的生活习惯中又蕴含着怎样的道理呢？

小顺口溜，大学问

　　清晨喝水是保持身体健康的法宝之一，从现代科学角度来说，早起喝水具有以下功效：

补充机体水分

人体夜间的睡眠通常在八小时左右，在此期间身体不仅得不到水分的供应，反而会通过蓄积尿液、流汗及呼吸作用等流失大量的水分，因此清晨身体处于一天之中最缺水的时刻，此时补充水分可以说是"雪中送炭"，能够及时地对损失的水分进行有益的补充，维持身体正常运行。

促进肠胃健康

经过长夜之后，在清晨时分，小肠、胃中所有的食物已经代谢殆尽，胃处于排空的状态，此时分泌的胃酸就有可能对胃壁产生刺激，时间一长就会造成胃损伤。因此早起喝一杯水可以冲淡胃酸，保护胃黏膜。

增进心脑健康

由于人体在起床时往往处于缺水的状态，因此清晨喝的水会在最短的时间内经过吸收进入血液，在促进血液循环、增加机体活力的同时，还可以有效地降低血液的黏滞度，有稀释血液的作用，从而预防由于血液过于浓稠而引发的心脑血管疾病。

促进排毒

人体的小肠、胃等器官在夜间往往处于"休养生息"的状态，起床后喝一杯水可以有效地刺激肠胃，促进胃肠蠕动，帮助肠胃将食物残渣排空，预防便秘等疾病。此外空腹饮水还有利尿的作用，有利于通过尿液排出毒素。

养·生·小·秘·方

解真义，保健康

早起喝水需空腹

清晨喝水必须是空腹喝，只有在肠胃还没有进行食物的消化吸收时，饮水才可以有效地稀释胃液，并保证水分尽可能地进入血液中，从而达到促进血液循环和稀释血液的目的。

早起喝水要有度

早起喝水不宜过多，否则有可能使胃内的水分过多，造成早餐消化不良。一般早起喝一杯三百毫升左右的水即可。

6 要想身体好，睡前烫烫脚

这句顺口溜讲的是睡前泡脚养生的道理。睡前泡脚是自古流传至今的生活习惯，它不仅有清洁的作用，还有强身健体的功效。

泡脚养生古已有之，在古代就有"春天泡脚，升阳固脱；夏天泡脚，暑湿可祛；秋天泡脚，肺润肠濡；冬天泡脚，丹田温灼"的说法，古人认为一年四季泡脚对健康都大有裨益。

清朝的外治名著《理瀹骈文》也对泡脚有着如下的描述："临卧濯足，三阴皆起于足，指寒又从足心入，濯之所以温阴，而却寒也。"作者指出泡脚可以清除人体内寒气，使健康受益。

在历史中，很多名人对于泡脚养生颇为青睐，例如著名的诗人苏东坡就曾说过："热浴足法，其效初不甚觉，但积累百余日，功用不可量，比之服药，其效百倍。"将泡脚跟服补药相提并论。

长寿诗人陆游也曾说："泡脚上床真一快，稚孙渐长解浇汤。"清代名臣曾国藩更是将"读书"、"早起"和"泡脚"看做他人生中最为得意的三件事。

小顺口溜，大学问

中医学认为，人体五脏六腑在脚上都有相应的"投影"，通过刺激足部相应的反射区，可以起到增进机体健康的作用。具体来说，泡脚有以下功效：

调整血压

热水泡脚可以有效改善足部血液循环，通过热气扩张足部血管，加快足部血液流动。如果泡脚时间适当，则可以通过刺激足部血管达到促进全身血液循环的目的，对降低血压也有良好的功效。

促进身体代谢

身体的新陈代谢是在多种激素的调节下进行的，泡脚可以加快身体的血液循环，对内分泌进行调节，促进各种激素的分泌，进而促进新陈代谢，保持身体的活力和健康。

改善睡眠质量

睡前泡脚可以促进身体血液循环，达到消除疲劳、舒缓神经的目的。对治疗和改善精神因素所引起的失眠和睡眠不良等有良好的功效。

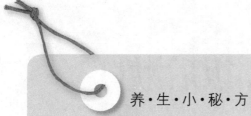

养·生·小·秘·方

解真义，保健康

泡脚水温和时间

泡脚时要注意温度适中，一般以40~50℃为宜，在泡脚时最好能逐渐地添加热水，以保持水温恒定。每天泡脚时间控制在半个小时左右为宜。

泡脚禁忌

饭后半个小时以内不宜泡脚，以免血液涌向足部和下肢部位，造成胃肠道供血不足，影响食物的消化。此外，患有严重心脏病和出血性疾病（如败血症等）的患者都不适合长时间泡脚，而足部有外伤的人及患有皮肤病的人也不适合泡脚。

可以搭配泡脚的药物

生姜切片泡脚可以祛除寒气，缓解风寒感冒引起的鼻塞、头痛等；芹菜叶泡脚有降血压、预防心脑血管疾病的作用；红花泡脚可以促进血液循环，适用于静脉曲张、腿脚麻木等；花椒泡脚可祛除脚汗、脚臭；艾叶泡脚可预防和治疗各种呼吸系统疾病。

7 饭前洗手，饭后漱口

这句顺口溜的意思是饭前洗手可以保证饮食卫生，而饭后漱口则可以保护牙齿。对于饭后漱口，古代著名的中医学家张仲景就曾说过："食毕当漱，令齿不败而口香。"他认为在饭后及时漱口可以使牙齿不被腐蚀，还能够清除口气，是良好的牙齿保养之法。这可以说明用饭后漱口来保养牙齿的做法古已有之。在文学名著《红楼梦》中，初进贾府的黛玉就曾发现，在贾府中，每每进餐过后，仆人们会端上一杯茶作漱口之用。饭后漱口也是中医学家们最提倡的日常护齿养生法。

古代的医书《仁斋直指方论》中就曾经指出："凡暑毒酒毒常付于口齿之间，莫若时时洗漱。"这句话的意思是说漱口可以清除口腔之中的各种毒素。而西汉名医淳于意更是认为龋齿的病因是饭后没有及时漱口，导致毒素堆积，腐败了牙齿所致，也就是"食而不漱"。

小顺口溜，大学问

"饭前洗手，饭后漱口"是每个人在幼儿园里就学会的顺口溜。这句顺口溜到底蕴含着哪些养生道理呢？

饭前洗手的卫生原理

研究显示，人的手上有数十万细菌，这其中很多都可能成为致病菌，这些致病菌生命力十分顽强，可以在手上长期存活，例如痢疾的致病菌能在手上存活三天左右，最常见的流感病毒甚至会在手上存活一周左右。如果不及时洗手，在一定条件下，就有可能将这些细菌带入到体内而诱发疾病。

饭后漱口的养牙常识

进食时食物中的残渣往往会残留在口腔内的齿缝之间，这些残渣如果在口腔中长期残留，就会逐渐发酵形成酸性物质，长此以往就会侵蚀牙齿，造成龋齿等牙齿疾病。如果饭后及时漱口，就可以清除食物残渣，避免牙齿被腐蚀。

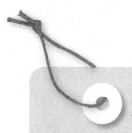

养·生·小·秘·方

 解真义，保健康

科学洗手方法

洗手要用流动的水洗，先将双手手腕以下的部位用清水冲洗几次，再用洗手液或香皂等清洗用品在手上反复搓揉半分钟以上。搓揉时要特别注意指甲缝、指缝间等容易藏污垢的位置。搓揉之后用流动的水将双手冲洗干净，用洁净的干毛巾擦干双手即可。

如何漱口才健康

饭后漱口可用清水、淡盐水或茶水，通常应在饭后3分钟内进行漱口。漱口时先含一大口水，然后通过口腔的鼓胀让水充分地冲洗口腔内的牙齿、牙龈等部位，随后将清水吐出。如食物残渣较多，漱口可以反复进行。

8 先睡心，后睡眼

这句顺口溜来自于南宋时期理学家蔡元定的著作《睡诀铭》，其原文写道："睡侧而屈，觉正而伸，勿想杂念。早晚以时，先睡心，后睡眼。"在《睡诀铭》中，蔡元定对睡眠有详细的描述，包括睡眠的姿势、提高睡眠质量的方法等，"先睡心，后睡眼"强调了睡眠质量同心理、情绪等精神因素的关系。

传统中医理论认为，睡眠质量的好坏跟人的心情和心态有很大的关系，如果心情紧张兴奋，往往会在夜间辗转反侧，无法安眠，正所谓"心不睡，人不眠"。成语"夜不能寐"的典故说的也是这个道理，这个成语出自宋朝洪迈的《夷坚志·乙志卷八·虔州城楼》："明日而先公言：'汝夜何所往？吾闻抱关老卒云，楼故多怪，每夕必出。'予因道昨见者。是日徒于孤独，竟夜不能寐。"典故中的人由于孤独等心理原因作祟，使心情无法平静，因此久久不能正常入眠。

小顺口溜，大学问

现代医学认为，睡眠质量与心理因素关系紧密，这跟中医理论不谋而合。古代医师张景岳对于失眠曾有精辟论述——"不寐证虽病有不一，然惟知邪正二字则尽之矣。盖寐本乎阴，神其主也。神安则寐，神不安则不寐，其所以不安者，一由邪气之扰，一由营气之不足耳。有邪者多实，无邪者皆虚。"也就是说，所有的失眠都是由于神散或心神不安，即我们常说的思绪飘散。因此想要改善失眠，提高睡眠质量，就必须要从调节心理着手。

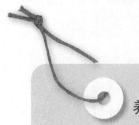

养·生·小·秘·方

解真义，保健康

睡心是预防和缓解失眠的方法，怎样才能睡心呢？

深呼吸法

使用深呼吸的方法能够帮助身体缓解不良情绪，让身体得到放松，进而能迅速入眠。呼吸时长一般以一次呼吸三秒钟左右为宜，呼吸时可将双手放在腹部，感受腹部起伏，有助于放松情绪。

场景回忆法

在睡前回忆一些以前生活中感到快乐和幸福的事情，最好将其中的细节进行详细的回忆，让心情处于愉快的状况，这将有助于缓解不良情绪，保证睡眠质量。

音乐疗法

睡前听较为舒缓的音乐，如轻音乐、民族乐等，这样做可以帮助人体放松心情，提高睡眠质量。

芳香睡心法

具有镇定效果的精油，如熏衣草、檀香、玫瑰、没药等可以安抚情绪，使大脑得到休息，促进睡眠。

药补不如食补，
食补不如气补

这句顺口溜提出补气养生的观点，它意思是说通过食物或药物来进补，还不如直接调节身体的气血运行状况，通过补气来调理脏器、强身健体。

在中医学的治疗中，补气是最常出现的一个词，那么这个气究竟是什么呢？气在中医的概念里是个比较难描述的定义。广义上说，气囊括了所有中医学中的概念，大概分为经络之气、脏腑之气、天地之气、疫疠之气、六淫邪气、水谷之气、元气、清气、宗气、寒热温凉四气、水气、正气等，包括有形或无形的。《易经》中有非常著名的八个字"天地氤氲万物化醇"，它指出了气是指天地间的本源，正是混沌时期的原始之气形成了人体，因此气是构成人的最早的基本元素。狭义上说的"百病生于气"的气，指的就是根据气的充盈状态和运行状态而形成的几种常见问题：气不足、气有余、气不畅等。补气也就是补人体的先天之源，是中医治疗气虚证的方法，又称益气。

小顺口溜，大学问

在中医学的养生观点中，气养生十分重要，那么，"气"究竟是什么，它有哪些作用呢？

气是什么

在中医学的理论中，气是指人体的元气，它是推动血液流动的动力。因此人的一切生理功能，都是靠气的作用来推动的，如果没有了气，血液就不能正常地流动，五脏六腑就不能正常的运行，机体的代谢就会停止，而肢体的活动功能也会随之消失。**可以说，如果气充足，则人体健康长寿；相反，若是气虚，则人体体质较弱，容易罹患各种疾病。**

补气就是补健康

气是推动一切生命活动的动力，如果气虚就会出现体弱多病的情况。可以说，很多疾病追究到根源上都与气虚有关。因此，如果可以补充元气，就等于保证机体各项机能可以正常运行，也就是等于健康可以得到恢复。

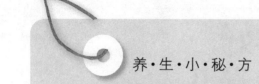 解真义，保健康

补气食物

常见的补气食物有糯米、大豆、白扁豆、红枣、核桃、马铃薯、山药、人参、花椰菜、胡萝卜、蘑菇等。

补气时机

从中医的角度来说，春季阳气上升，万物勃发，体内阳气也处于上升的状态，此时如果能够及时地补气，就能达到最佳的效果。

补气按摩法

使用双掌掌根部位由胸部向下进行推压按摩，按摩至腹部后顺时针按揉三十六下，再逆时针按揉三十六下，最后按揉肚脐下方1.5[①]寸位置的气海穴。

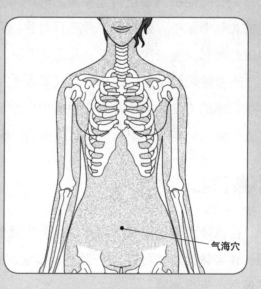

气海穴

---

①寸是中医取穴的常用单位。在中医中寸是同身寸，等同于患者自身拇指第一关节（靠近指甲的关节）的宽度，即一横指。

10 要得身体好，
常把澡儿泡

这句顺口溜提出了沐浴养生的方法。在唐朝《天隐子》中就对沐浴的好处有所论述，其中提到："澡身者，非汤浴去垢而已。益其法在节食调中，摩擦畅外者也。"意思是洗澡的目的不仅仅是清洁身体，还可以通过摩擦皮肤，促进气血运行，达到强身健体的作用。

自古人们就十分重视沐浴，在古代沐浴被看做十分重要的礼仪，先秦时期每到祭祀祖先神灵之时，人们都必须进行沐浴。在古代的礼仪书籍中，还记载了"三日具沐，五日具浴"的沐浴习惯，也就是每三天洗一次头，每五天洗一次澡。

随着时代的发展，沐浴不仅仅被看做是一种礼仪，还逐渐成为养生治病的方法，关于这点在很多中医学的书籍中有所记载，例如在孙思邈的一些著作中就记载了药浴治疗疾病的方法。

小顺口溜，大学问

在佛经《佛说温室洗浴众僧经》中就曾经对沐浴的好处有过详述，作者认为沐浴可以"一除垢，二治皮肤令一色，三破寒热，四下风气，五少病痛"。

人体的皮肤表面往往堆积着各种各样的物质，汗液、外界的污垢、皮肤分泌的皮脂等，这些物质在皮肤上堆积，就会堵塞毛孔，使热量无法散发；同时这些污垢还是细菌或病毒等微生物藏身的场所，如果不及时清除，就有可能诱发各种疾病。**洗澡可以全面清除皮肤上的污垢，保持皮肤毛孔畅通。**

此外，洗澡能够通经活络，促进排毒。热水可以刺激皮肤血管，使血管扩张，促进血液循环，加快人体新陈代谢，帮助机体清理代谢垃圾。洗热水澡可以有效地清除身体中的寒气，保证气血运行通畅，以达到强身健体的目的。

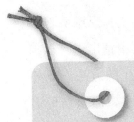

养·生·小·秘·方

解真义，保健康

水温多少才合适

洗澡的水温在38～40℃之间为宜，不可超过40℃，以免造成烫伤。此外，对于患有心脑血管疾病的患者来说，洗澡的水温可适当地降低，避免过热的水温造成血管扩张，使心脏供血不足，而导致晕厥等现象的发生。

洗澡时间要注意

正常人洗澡的时间在二十分钟左右为宜，最长不可超过半个小时。患有心脑血管疾病的人群洗澡时间不可超过10分钟。

洗澡的禁忌

酒后不可以洗澡，避免诱发心脑血管疾病；饭后半小时内也不可洗澡，避免影响食物正常的消化和吸收。

11 开水多喝，强似吃药

水是生命之源，人体之中70%～85%是水分，只有摄入足够的水分，人体才能够进行正常的新陈代谢。

自古人们就将喝水看做是养生的重要环节，药王孙思邈所著的《千金翼方》中，第十三卷就叫做《服水经》，其中指出了"初起首服水法"，也就是清晨起床喝一杯水等喝水养生的方法。此外诗人陆游也曾经在诗句中提到："仙丹九转太多事，服水自可追神仙。"

喝水可以养生，但是水的种类千千万，有纯净水、矿泉水、茶水、饮料等，到底哪种"水"才是最健康的呢？

小顺口溜，大学问

研究显示，清淡无味、简单易得的白开水是最健康的饮品，这是由于白开水是最解渴的水，它可以润滑胃肠道，发挥良好的补水作用。

此外，白开水最容易通过细胞膜，具有较强的生物活性，进入体内之后它会立即参与到新陈代谢中，促进细胞的新陈代谢，提高人体的免疫功能，增强人体抗病能力，增进机体健康。

其次，白开水中的矿物质和微量元素含量十分适合人体吸收，在满足了身体对水分需求的同时还可以维持体内矿物质平衡。

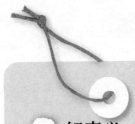

解真义，保健康

喝水多少才适宜

饮水适量有益健康，饮水过量则有可能造成水中毒等。一般成年人每人每天以喝六到八杯水为宜，每杯水应为两百毫升左右。儿童及老人等体质较弱的人群，饮水量可适当减少。此外，肾脏病人、心脏病病人也不可过多地饮水，避免加重病情。

喝水时间的选择

◎适合饮水的时间

· **清晨早起时**：机体经过一夜的新陈代谢之后处于缺水的状态，此时饮一杯水能够润泽肠道，促进新陈代谢，补充机体缺失的水分。

· **运动后**：运动或劳动后，身体通过汗液等形式大量损失水分，此时适量地饮用白开水可以补充水分，降低体温。需注意运动后饮水不可过快过猛。

◎不宜饮水的时间

· **餐前后半小时**：餐前餐后饮水容易冲淡胃液，影响食物的消化吸收。

· **睡前**：睡前1小时内不宜饮水，否则容易影响睡眠质量，而且有时候会出现浮肿等现象。

饮水注意事项

· 过夜或放置时间过长的水中含有亚硝酸盐，这是一种致癌物质，因此开水一般现煮现喝，不可放置时间过长。

· 重复煮沸开水会导致其中营养成分流失，还有可能形成对人体有害的成分。

· 喝水最好使用玻璃容器，避免使用塑胶容器，以免塑胶中的有害物质溶解造成健康威胁。

12 常在花间走，
   活到九十九

这句顺口溜提到了"花"养生的特殊养生方法，与"乐花者寿"的说法类似，研究显示，从事园林工作或经常亲近自然的人往往寿命较长。

西班牙的社会学家们研究发现，在西班牙所有的长寿老人中，有三分之一左右过去从事的工作同园林相关。

古代著名的长寿诗人陆游对于花草也有着自己的执著，每到一地，他总是要先种植花草等植物，同时，他也十分乐于到各地去赏花，并留下了很多与花有关的诗篇。

另外，清朝的高寿学者袁枚也十分热爱养花赏花，他一手打理的随园更是成为金陵（今南京）一带的名园，他在80岁高龄时仍然可以"精神胜少年"，或许这跟他的这个爱好有一定的关系。

小顺口溜，大学问

花除了美化环境之外，还可以带来健康。为什么养花爱花会使人长寿呢？首先，养花赏花能够舒缓神经，安抚神志。花朵往往色彩艳丽，形态万千，不同色彩的花草映入眼帘，白色、蓝色、紫色等淡雅的色彩能缓解神经紧张，而红色、黄色的花朵则带给人快乐的心情，不同颜色的花可谓是视觉上的盛宴。

其次，扑鼻的花香也有一些药用价值。不同花朵的香气往往包含着不同的化学物质，这些化学物质接触人体之后就会发挥多种功效，这就是"芳香疗法"的理论根源。例如水仙花的香味可以祛除风热，茉莉、丁香等花的香味可以让人消除愁虑，而杜鹃花的清香则可以缓解支气管炎等呼吸系统疾病所引起的气道痉挛，菊花的香味对头痛有缓解的作用。

此外，花卉还具有清洁和净化空气的作用。一些植物可以吸附空气中的有害气体，如吊兰等，因此放置在室内能够减少室内有害气体，维持身体健康。

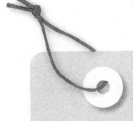

养·生·小·秘·方

解真义，保健康

不同花卉的芳香疗效

- **桂花**：消除疲劳。
- **熏衣草**：促进睡眠，舒缓神经，缓解哮喘。
- **丁香**：消除抑郁情绪。
- **紫罗兰、玫瑰**：使人心情愉悦。
- **芍药**：缓解支气管炎。
- **茉莉**：减轻头晕、头痛症状。
- **菊花**：治疗头痛、头晕。

·**天竺葵：**镇定安神。

哪些花卉不适合种植

曼陀罗、一品红、夹竹桃、含羞草、郁金香等花卉的香气含有对人体有害的物质，不适合摆放在卧室；凤仙花、铁海棠等花卉释放的一些物质有可能诱发癌症，也不适合家中栽种。

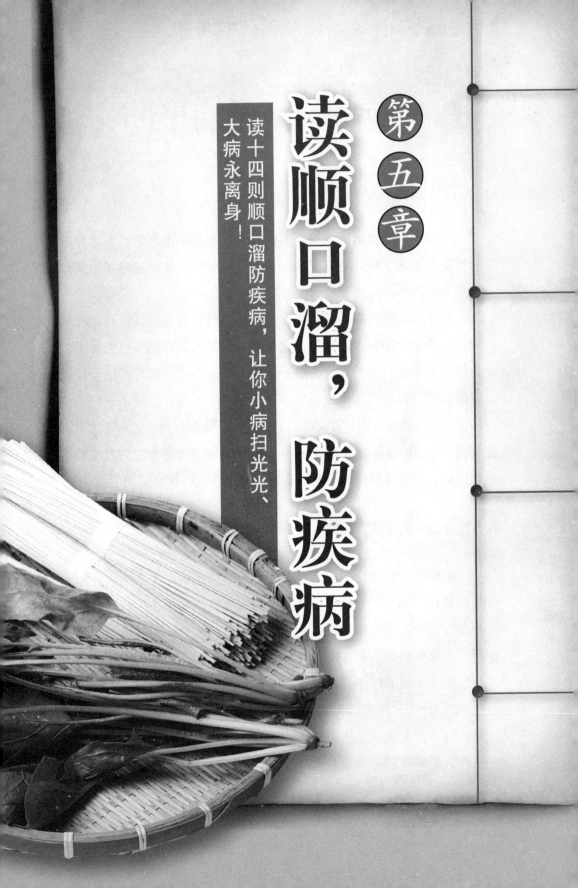

第五章 读顺口溜，防疾病

读十四则顺口溜防疾病，让你小病扫光光、大病永离身！

1 有病早治，无病早防

这句顺口溜提出了重视小病的观点，如果小毛病不及时治疗就有可能发展成大病，造成更大的健康威胁，同时它也提出了中医学中重要的"不治已病治未病"的防病观点。

春秋战国时期的名医扁鹊在见蔡桓公时就曾经劝其及时治疗疾病，一开始疾病在"腠理"，也就是皮肤之间，但是蔡桓公并不以为然，并未把扁鹊的劝解当成一回事。直至五日之后，疾病已经侵袭到肠胃，而此时蔡桓公仍然未重视这个小毛病。又过了五日，疾病已经到达骨髓之间，连扁鹊都对疾病束手无策。数日之后，这个不重视小毛病的蔡桓公就因病去世。由此可见，如果不能及时发现和治疗疾病，就会导致疾病不断地蔓延发展，严重时就会威胁生命。

小顺口溜，大学问

在中医学的理论中，十分重视早期治疗疾病，著名的中医师朱丹溪就曾经提出，治疗疾病就如同用水灭火，如果在疾病尚轻微时不及时治疗，等疾病越来越严重时就无法阻止病情的发展。**因此，早期治疗疾病就是要将疾病消灭在萌芽状态，避免疾病恶化。**

除了早期治疗外，在中医学中还有一个来源于《黄帝内经》的防病观点——"治未病"。它是指采用预防的方法，防患于未然，防止病邪侵入人体。中医学理论认为，人体之所以会患病，除外因之外，最根本的原因还是自身体质发生变化，导致外部邪毒入侵所致，因此想要预防疾病，就必须从提高自身体质着手，全面增强免疫力，才能真正达到防治疾病的目的。

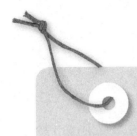

养·生·小·秘·方

解真义，保健康

日常生活中，如何才能做到"有病早治，无病早防"呢？

定期体检

定期进行全面的身体检查，尽早发现疾病并治疗，将疾病消除在萌芽状态之中。

注意身体的征兆

在发病之前或发病初期，身体常常会出现预兆，如无故疼痛、无故疲劳等，一旦出现反常反应，就要特别注意保养。

警惕易病变部位

对于已经患有疾病的人群来说，要特别注意该疾病可能引发的并发症和并发部位，避免疾病进一步加重。

季节防病

在疾病的高发季节积极预防，例如春季容易爆发各种传染病，就需要特别注意个人饮食和卫生。

2 挤疮不留脓，
免受二回痛

　　这句顺口溜中提到了一种常见的疾病——疮，并且特别指出要注意病变部位是否化脓，如果已经化脓则需要仔细地清除脓疮，否则极有可能复发甚至引发更严重的疾病。

　　相信大多数人对于疮并不陌生，每个人多多少少都曾长过疮。一般来说，大部分的疮并不会造成健康威胁，一段时间后均可痊愈。但是如果情况发生变化，化脓之后的疮甚至有可能危及生命。

小顺口溜，大学问

　　从中医学的角度来说，疮是指皮肤表面形成的红肿状物体，往往在皮肤表面隆起，其中包含着脓液，如果病情严重，脓液就会损伤皮肤组织，形成溃疡，因此清除脓液就是治疗脓疮的过程中最重要的一点。

　　在挤疮排脓时，必须要将疮中的脓液清理干净，这样才可以使新鲜的皮肤生长，如果有脓液残留，它就会继续侵袭皮肤，使皮肤形成二次溃烂，也就是顺口溜中所说的受"二回痛"。

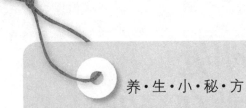

养·生·小·秘·方

解真义，保健康

如何清除脓疮

先将患处用碘酒进行消毒，再用消过毒的针头（酒精清洗消毒）将脓疮挑破，用干净的纱布将脓疮中的脓液挤净，同时用干净的纱布吸干分泌物，并将脓疮附近清理干净，随后用碘酒再次对脓疮进行消毒处理，如果脓疮较大，无法一次清除干净，就需要在清除后在脓疮上擦一些防止脓疮恶化、促进皮肤生长的药，避免继续恶化。

生疮之后的生活调理

◎生活护理

保持良好的生活习惯，避免长期熬夜，保持良好的心情，保持室内洁净，避免再次对病变部位形成刺激。

◎饮食清淡

长疮的患者需要清淡饮食，避免食用过多辛辣刺激的食物和油腻食物，多吃新鲜的蔬菜和水果，保证充分的营养摄取，避免饮食刺激。

◎注意护肤

注意皮肤卫生，使用温水洗脸，避免由于肌肤不洁而导致病变或病情加重。

◎避免刺激

不要使用激素类药物，避免加重症状。

3 有话说在明处，
   有药敷在痛处

　　这句顺口溜提到了中医学中一个重要的外治方法——敷贴疗法，就是将特定的中草药经过简单的炮制之后，敷在特定部位的外治方法。

　　早在远古时期，人们就发现一些特殊的植物可以止痛止血，将其敷在痛处或伤口上能够缓解疼痛，这也是敷贴疗法的起源。在湖南长沙马王堆三号汉墓出土的医学著作《五十二病方》中，就曾经有如下的记载："蚖……以蓟印其中颠。"也就是将芥子泥贴在人体的百会穴上，用来治疗蛇伤，这段两千多年前的记载就是关于敷贴疗法最早的医学记载。

　　此外，在华佗、孙思邈、李时珍、张仲景等著名中医的医书著作中，也能看到敷贴疗法的踪影，随着中医学说的不断发展，敷贴疗法不仅仅可以用于外伤"痛处"的治疗，还可以结合经络和穴位学说，对内脏器官的各种疾病进行治疗和调理。

小顺口溜，大学问

　　敷贴疗法是传统中医的一种外治法，它是将药物敷贴在特定的部位上，达到治病的目的。它之所以可以治病，是药物和穴位刺激综合作用的结果。

敷贴中药更有效

清朝的著名中医徐大椿曾经提到："汤药不足尽病……以膏药贴之，闭塞其气，使药性从毛孔而入其腠理，通经活络，或提而出之，或攻而散之，较服药尤为有力。"口服药物不能够完全发挥药效，敷贴能使药物直接通过皮肤吸收，避免消化和吸收过程中对药物成分的破坏，发挥最大的药效。

经络穴位齐起效

中医学认为，皮肤上的经络和穴位都连接着人体的五脏六腑，如果刺激特定的经络和穴位，就可以调节气血，对内脏有一定的调理作用。敷贴正是这样一种通过经络穴位，对五脏六腑的生理功能达到调节作用的中医内病外治的治疗方法。它直接作用于皮肤表面，通过药物的刺激使得局部血液循环加快，从而改善身体血液运行的状况，达到活血通络的作用。

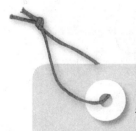

养·生·小·秘·方

解真义，保健康

感冒敷贴方

· **药物：** 白芥子30克，吴茱萸15克。
· **制法：** 将白芥子和吴茱萸都研磨成细末，加入适量的黄酒和面粉调和成糊状制剂待用。

- **敷贴部位**：脚底涌泉穴（双脚脚心位置，双脚蜷起时脚心凹陷处）。
- **用法**：将药物敷贴在涌泉穴上，用伤湿止痛膏覆盖之后，然后用热水袋温热。每日换一次药，连续敷贴3日可见效。

腰背疼痛敷贴方

- **药物**：葱白30克，大黄10克。
- **制法**：将葱白和大黄一同捣烂成泥状待用。
- **敷贴部位**：疼痛处。
- **用法**：将捣烂的药物在锅中炒热之后敷在痛处，其上覆盖干净的纱布，用胶布固定，每两日换一次药。

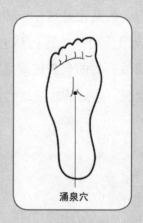

涌泉穴

4 是药三分毒

随着生活水平的提高，越来越多的人使用药膳及各种补药保养身体。这句顺口溜指出了药物都具有一定的毒性，不可以随意食用，而必须根据自身的情况和药物的性质进行选择搭配，才能强身健体，否则可能危及健康。

在中国最早的医学专著《黄帝内经》中，就曾提到用药需要谨慎，并且根据药物毒性的不同将其分为大毒、常毒、小毒等种类。

小顺口溜，大学问

一些中药具有滋补身体、治病强身的作用，因此往往是药膳中的宠儿，但是正如顺口溜中所述："是药三分毒。"如果食用不当，不但不能发挥养生的疗效，还有可能对健康造成威胁。

药物性质需明了

在选用补药进行食用或制作药膳时，要先明确选用药物的性质及功效，辨别其是否适合自身的体质。例如一些大补气血的药物，如人参等，热性体质的人就不适合食用过多，而补血良品阿胶不适合脾胃较弱的人食用，否则会造成肠胃的负担加重，诱发消化不良等症状。

药食搭配要适宜

一些药物虽然具有补养身体的功效，但是不可以长期单独食用，以人参为例，如果长期单独食用，就有可能导致腹泻，还有可能使血压升高，因此食用时需要搭配其他的药物或食物食用，如茯苓等，以减少其副作用。

此外，一些中药本身并无明显的副作用，但是与特定的食材一同食用之后，就会产生毒副反应，危害健康，例如在吃人参时不可以同时服用白萝卜等凉性食物，以免影响人参的功效。

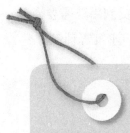

养·生·小·秘·方

 解真义，保健康

如何选择补药

在常见的药物中，一些药物是药食两用的，可以根据自身的需要在食物中添加，如山药、八角、百合、银耳、桂圆、丁香、枸杞、麦芽、桑葚、桔梗、莲子、甘草、陈皮等；一些药物具有一定的毒副作用，不可自行抓药乱服或长期食用，需要在医师的指导下进行服用，如麦冬、当归、茯苓、罗汉果、五味子、人参、紫苏等；还有一些药物毒性较大，不适宜作进补之用，如八角莲、草乌等。

药物搭配禁忌

·**药材食物搭配禁忌表**

药材	搭配禁忌
甘草	海藻
茯苓	食醋
地黄	萝卜
何首乌	萝卜
蜂胶	葱

5 日光不照临，医生便上门

这句顺口溜的意思是如果长期不晒太阳，就会对健康造成较大的威胁，提出了最简单也是最廉价的养生方法——日光浴。适当的日光浴是保持健康的重要方法之一。

近年来，越来越多的人通过晒太阳来养生，能够晒出健康的小麦色的皮肤也逐渐被看成时尚的标志。晒日光浴养生的方法古已有之，相传古希腊人认为太阳可以祛除疾病，因此专门建造了日光浴城，以供病人使用，他们曾使用日光浴来治疗当时还是绝症的肺结核。

此外，古埃及人也认为太阳光可以治疗疾病，他们对于太阳的崇拜体现在金字塔上。有研究显示，金字塔的形状象征着太阳的光芒。亚述人更是认为，太阳光之中包含着无穷无尽的力量，日光浴可以使他们变成勇猛无比、无坚不摧的民族。

小顺口溜，大学问

太阳光是一切生命的来源，从中医学的理论来说，晒太阳可以有温煦阳气的作用，温暖和煦的阳光对身体的经络有一定的刺激作用，可以促进气血运行，疏通经络。从现代医学的角度来说，日光浴具有以下优点：

阳光增强免疫力

太阳光中的紫外线可以提高人体免疫细胞的活性，具有提高人体免疫力，增强身体抗病能力的作用。

骨骼强健需阳光

阳光的照射可以帮助人体合成维生素D，这种维生素可以有效地促进人体钙质的吸收，以达到维持骨骼密度的目的，有效地促进骨骼健康。

用阳光杀灭细菌

阳光中的紫外线是天然的"杀菌剂"，适当地晒太阳可以杀灭身体上的细菌和病毒等，避免感染疾病。

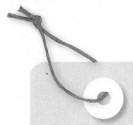

养·生·小·秘·方

 解真义，保健康

做日光浴的时间

日光浴一年四季都可以进行，通常要选择温度适宜的时间，如在20℃左右的晴朗天气进行日光浴，在夏季要注意避开阳光最盛的正午时间。以四季来说，春秋季可选择上午11时之前及下午3时左右进行；夏季要选择较为凉爽的早餐和傍晚进行；冬季则可以选择温暖的正午时间进行。

日光浴怎么晒

晒日光浴时，可以根据自身的需求，选择只进行特定部位的日光浴还是进行全身的日光浴，一般可以选择脸部的日光浴、背部日光浴和全身的日光浴。每次晒日光浴的时间为20分钟左右。

哪些人不适宜日光浴

患有严重的疾病，如心脏病的患者不适宜进行日光浴。

6 有钱难买老来瘦

这句顺口溜指出了瘦对于健康的意义，并且特别告诫老年人：肥胖是健康的大敌。

一提到肥胖，很多人第一印象就会想到减肥，虽然说美的方式有很多种，环肥燕瘦各有其风韵，但是没有生在盛唐，肥胖就和美扯不上关系，因此减肥就成了很多年轻人最热门的话题。

现在这股减肥之风已经蔓延到了中老年人之中，唯一的区别是，中老年人减肥并非只是为了变美，更重要的是健康。十分注重养生的蒋介石在其暮年把控制体重当成养生的要诀之一，他主张："少吃多得益，多吃不得益。吃得过于多，有害身体。"他认为肥胖对身体会造成极大的危害。

那么，肥胖对中老年人来说到底有哪些危害呢？多重的体重才适宜？

小顺口溜，大学问

随着年龄的增长，身体各个器官的代谢水平逐渐地下降，身体新陈代谢的过程也逐渐地减慢，如果过于肥胖，就会加重身体各个器官的负担，诱发各种疾病。

老来肥胖伤骨骼

老年人骨骼密度逐渐降低，如果过于肥胖，就会加重脊柱和四肢关节的负担，对骨骼产生压力，长此以往会导致关节变形，出现腰腿疼痛等。

肥胖与糖尿病

肥胖者往往进食较多，会刺激胰岛素的分泌，使胰岛负担加重，易导致胰岛功能失调，进而诱发糖尿病。

肥胖诱发心脑血管疾病

肥胖是心脑血管疾病最常见的危险因素之一，肥胖者往往需要更多的心血供应量才能满足身体的需求，进而增加心脏和血管的负担而诱发疾病。

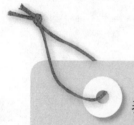

养·生·小·秘·方

解真义，保健康

体重多少才适宜

ＢＭＩ（体重指数）=体重（千克）/（身高 x 身高）（平方米），当人的ＢＭＩ超过28就可以认为是体重超标，需要适当地减重以保持健康。

中老年人应如何减重

中老年人减重应当从饮食、运动、心理等多方面着手：首先要了解肥胖的危害，并树立保持体重就是保证健康的观念；其次要合理地进行饮食搭配，在营养均衡的原则上减少油腻、高脂食物的摄入，需要注意的是，中老年人切不可通过节食进行减重，以免造成营养不良，诱发更严重的疾病；最后要循序渐进地持续运动，运动的方式以较为舒缓的有氧运动为主，如太极拳、散步等。

7 避风如避箭，
防病如防难

　　这句顺口溜讲的是想要保持健康，就要避免风邪入侵，并且还要特别注意预防疾病，只有做到这两条，才能够达到保养身体的目的。

　　从中医学的角度来说，风是指"风邪"，它被认为是所有疾病的病因根源。在古代的中医学典籍《黄帝内经》中，对于"风邪"有很多种说法，认为风是"百病之始"，也是"百病之长"，认为风邪会从毛孔、皮肤等身体的各部位进入体内，并通过经络侵袭到五脏六腑之中，进而伤及脏腑，形成各种疾病。根据清朝的史书记载，清朝的康熙皇帝正是由于身体受到风寒，诱发各种疾病身亡。

小顺口溜，大学问

　　从中医学的角度来说，导致人体生病的原因有"风、寒、暑、湿、燥、火"六淫，其中风高居榜首。**中医学认为风邪致病可以分为外风和内风，其中外风是指自然界中的风邪，它易从头部、足部、皮肤毛孔等部位侵入体内，导致头痛、出汗等**，这种风邪一旦随着经络窜行，就会引发其他部位的疾病，如颈椎炎、腰椎炎等，如果侵袭内脏，就会造成脏腑疾病。**内风则是指由于体内五脏六腑失调，导致风邪由内而外的发生，出现晕厥、痉挛、抽搐等。**

除了"内风"和"外风"之外，如果风邪和其他外邪相结合，就会造成更复杂的疾病，如风邪和"寒"相结合，就是"风寒"；与"湿"相结合，就是"风湿"等。

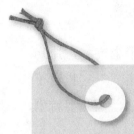

养·生·小·秘·方

解真义，保健康

避风的生活调理

风邪最易从头部、后背、足部等部位进入体内，避风最重要的就是风池、风门、风府这几个穴位的保暖，日常生活中可以采用围围巾的方式。此外，要特别注意天气变化，在春秋季要关注天气预报，及时增减衣物，避免受风着凉。

防风祛风饮食

温热性食物可以帮助人体抵御和祛除风寒，常见的温热性食物有：南瓜、红枣、栗子、小米、米酒、糯米、高粱、杏仁、红糖等。此外，富含铁元素的食物可以帮助人体造血，促进血液循环，也有防风作用，常见的有菠菜、黄豆等。

8 热不灼唇，寒不冷齿

这句顺口溜来自于药王孙思邈的医学著作《千金方》，原句是："热食伤骨，冷食伤肺，热无灼唇，冷无冰齿。"它提出了过热的食物会伤及骨骼，而过冷的食物会伤及肺部，因此要特别注意饮食的温度。

在《周礼》中，也有关于饮食温度的记载，它提到："凡食视齐春时，羹齐视夏时，酱齐视秋时，饮齐视冬时。"也就是说饭食的温度，都要像春季的气温一样，温而不热；其中喝羹汤要像夏季一样带着热气；吃酱菜类食物要像秋季一样略带凉爽；饮用各种饮品则需要像冬季一样宜冷。周礼中的这个记载，与孙思邈提出的饮食温度观念不谋而合，同时它还延伸出不同的食物需要采用不同的最佳温度这一观念。

小顺口溜，大学问

科学研究显示，维持口腔内唾液淀粉酶活性的适宜温度是37～60℃，也就是近似或略高于体温的温度，食物在这个温度区间下进入口腔最容易被消化。

热不灼唇

人体的食管和胃、小肠和大肠都有一层黏膜层，它有保护的作用，如果长期食用过热的食物，容易伤及这层黏膜，导致其发生溃烂、破损等问题，甚至产生出血反应，长此以往可能会诱发癌变。此外，过热的食物还可能伤及牙齿和牙龈，造成牙齿、牙龈的疾病。

寒不冷齿

过冷的食物进入胃肠之后会导致胃肠道由于受刺激而收缩，影响胃肠道的血流供应，长此以往容易造成消化不良，产生腹泻、腹痛等。此外，过冷的食物同样会影响牙齿和牙龈的健康。

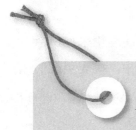

养·生·小·秘·方

解真义，保健康

饮食温度应当不热不冷，温热为主，具体来说不同类型的食物最佳的摄取温度各不相同：

- **羹汤类**：温度应在60～70℃之间。
- **饮品类**：温度应在37℃左右。
- **蔬菜类**：温度应在50～60℃之间。
- **茶水类**：温度应在70～80℃之间。
- **主食类**：温度应在60～80℃之间。

9 生气催人老，
快乐变年少

这句顺口溜蕴含了情绪养生的道理，它指出生气等负面情绪对于健康有负面作用，容易导致人体衰老，而快乐等正面情绪则对健康有正面作用。

无论是从传统中医学的理论，还是从现代医学的理论来说，情绪都跟人体的健康有密切的关系。在《三国演义》中，雄姿英发的周公瑾正是由于情绪长期处于紧张、愤怒的状态之中，才会在诸葛亮三气之后一命呜呼。

与其相对应，现代著名的物理学家霍金身患重病，但是他并没有因此而郁郁寡欢，相反还在生活中不断地寻找快乐，经常通过音乐、电影等方式来调节自己的情绪，不断地跟疾病作斗争。

小顺口溜，大学问

从中医学的角度来说，不同的情绪会诱发不同的疾病："怒伤肝、恐伤肾、思伤脾、忧伤肺。"在现代医学的研究中也有相似的观点。研究显示，负面情绪容易造成体内激素分泌紊乱，进而诱发内分泌失调，导致心率改变、血管收缩、血压升高等症状。如果长期处于不良情绪的控制之下，人体就会长期处于内分泌失调的状态，长此以往自然会造成经络不通、气血不畅，进而诱发疾病。

相反，正面积极的情绪可以促进身体的内分泌平衡，使血管畅通，促进血液流通，其产生的结果就是血脉畅通、经络通畅，健康自然也就随之而来。

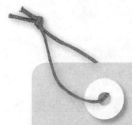

养·生·小·秘·方

解真义，保健康

快乐和健康总是相伴相随，找到快乐之道，常常就等于找到健康之道。

知足常乐

祛除杂念，订立更容易实现的目标，并且积极地去实现目标，就会获得满足感，祛除烦恼，产生快乐的感觉。

想象快乐

脑海中想象以前发生过的快乐的事情，或想象自己最想要实现的事情，通过对这些画面的想象，容易使大脑产生快乐的感觉，调整身体的内分泌。

多吃快乐食物

玫瑰花、金银花、紫菜、黑木耳、香蕉等食物都可以帮我们祛除抑郁情绪，重拾快乐。

10 病从口入，寒从脚起

这句顺口溜讲的是防病原则，其中"寒从脚起"提到了足部保养对于健康的作用，它认为寒气往往是从足部侵入人体的。

自古人们就十分重视足部的保养，在《黄帝内经》中也曾经提到足部的保养是防病的重要原则之一。在古代的冬季，没有空调和暖气，人们就发明了暖脚炉来取暖。

暖脚炉是铜质的，里面先铺上烧过的木炭灰，再铺上树皮和稻草灰，木炭灰的余热释放之后，加上铜器的导热功能，就会使整个暖脚炉变得暖烘烘的。

小顺口溜，大学问

从中医学的角度来说，足部是最容易被寒气侵袭的部位之一，它距离心脏最远，血液循环较慢，再加上足部的脂肪较少，因此足部的温度通常较低。有研究显示，正常人足部脚趾的温度只有25℃左右，远低于平均基础体温。

同时，足部又是毛细血管分布密集的地方，足部分布着人体大多数的经络，如果一旦受寒，寒气就会使足部的毛细血管收缩，影响血液循环，同时寒气沿着足部经络进入体内，侵袭五脏六腑之后就会诱发各种疾病。

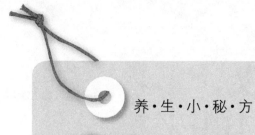

解真义，保健康

穿衣暖足部

在选择鞋袜时要注意足部保暖，同时鞋袜不可过紧，以免压迫足部血管，影响血液循环，要留有一定的空隙，使空气在足部和鞋之间形成空气层，增加保暖作用。此外，袜子要选择透气性良好的材料，保持足部的透气性。

运动暖足部

散步、慢跑等方式可以刺激足部血管，加强血液循环，增加足部温度。也可以采用转脚腕的方式使足部发热：双脚脚腕先顺时针旋转三百次，再逆时针旋转三百次，以足部发热为宜。

泡脚的神奇暖足作用

睡前用热水泡脚可以迅速增加足部温度，促进下肢的血液循环，强化心脏功能，有多种保健功效。泡脚的时间以二十分钟左右为宜，泡脚过程中要注意保持水温恒定，如足部受寒严重，或本身为寒性体质，可以选用生姜等热性药物泡脚。

11 家有三年艾，郎中不用来

这句顺口溜强调使用"艾"来进行养生。在民间，艾草被认为具有祛病辟邪的功效，人们常常将"艾"用做治病强身之用，其中流传最广的就是艾灸养生。

在《黄帝内经》中提到了针灸治病的方法，艾灸正是"灸"法的一种。艾灸疗法起源于西周时期，春秋战国时代就已经广为流传，在《孟子·离娄篇》中就提到了以"艾"治病的方法："今之欲王音，犹七年之病，求三年之艾也。"

相传明朝时，有一江洋大盗，年近九十仍然耳聪目明，身手敏捷，力大无穷，而且头发如同青壮年人一般乌黑亮丽。后来该盗贼被官府捉拿之后，才道出自己身体强健的秘密，就是每到季节更替之时进行艾灸。这个故事虽是传说，但艾灸的养生功效从中可见一斑。

小顺口溜，大学问

艾灸是使用炮制过的艾条点燃之后对人体特定部位进行热刺激的疗法，它具有温经散寒、疏通经络、提升阳气、防病保健等功效，它主要是通过艾条的热刺激作用结合中医学的经络和穴位疗法来发挥作用的。

艾灸的热刺激作用

从中医学角度来说，艾条具有良好的"通窍"作用，因此艾条燃烧的热度可以从皮肤进入体内经络之中。这种热刺激可以促进体内的气血运行，对因受寒而引起的经络堵塞、气血凝滞等症状有良好的缓解功效。

现代医学研究发现，艾灸具有近红外辐射的作用，艾灸可以使艾条发出的红外辐射被人体吸收，调节人体的气血运行。

艾灸的经络疗法

在中医学的理论中，经络穴位学说是最重要的学说之一，它认为经络是气血运行的通道，人体内的五脏六腑等器官都是通过经络连接起来的，而穴位则是经络上的气血出入点。

因此刺激经络和穴位就可以达到间接地刺激内脏，调节健康的功效。艾灸疗法正是在此基础上形成的，属于通过热刺激经穴来刺激五脏六腑的中医外治疗法。

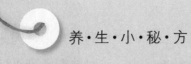

解真义，保健康

艾灸保健疗法

·**穴位选取**：足三里穴、关元穴、气海穴。
·**艾灸时间**：冬至前4天至冬至后4天。
·**艾灸疗法**：使用艾条每天依次对这三个穴位进行艾
　灸，每个穴位约十分钟，以皮肤微微发红发热为宜。

艾灸注意事项

　　在过饥过饱、劳累过度、醉酒、重病及情绪不稳定时不适宜进行艾灸疗法。此外，在艾灸时要注意室内通风及身体的保暖，在针对穴位进行艾灸时要找准穴位，从上而下进行艾灸，艾灸后半个小时内不可以受风着凉，也不可以接触凉水。

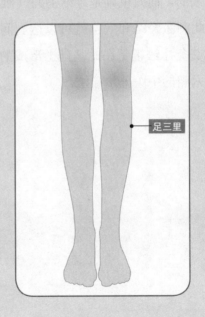

足三里

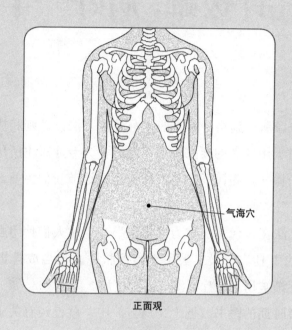

气海穴

正面观

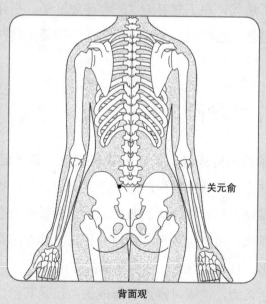

关元俞

背面观

⑫ 扎针拔罐，病好一半

这句顺口溜提到两种常见的中医外治方法：针刺和拔罐，其中针刺疗法对于用针者的要求较高，因此多为专业医生所用；而拔罐则相对易于操作，在民间广为流传，因此这节我们主要对拔罐疗法进行介绍。

拔罐疗法在古代又被称为"角法"，当时人们使用野兽的犄角作为拔罐的工具，它最早被用于治疗脓肿，被当成排毒吸脓的工具，后来逐渐被用于治疗风湿等各种疾病。

在先秦时期的医书《五十二病方》中，就已经有关于拔罐疗法的记载，到了唐代，在王焘著的《外台秘要》中，更详细地记载了拔罐疗法的过程，它提到的是使用竹筒作为拔罐工具，治疗脓疮疾病的过程。

小顺口溜，大学问

从中医学的角度来说，拔罐可扶植正气，调节经络，排出毒素。拔罐疗法通常结合中医学的经络理论一起进行，拔罐所产生的真空压力对经络穴位产生强大的吸附力，这种吸附力会使治疗部位的皮肤毛孔扩张，可以促进新陈代谢，使得身体中的毒素等物质由此处代谢而出，有调节气血、祛除疾病的作用。

现代医学认为，拔罐时罐内所形成的负压是其治疗疾病的主要机理。这种负压可以使局部血管扩张，促进拔罐部位及周边部位的血液循环，加强相关部位的新陈代谢，进而发挥良性刺激的作用，不仅能够促进气血运行，还有助于代谢所生的毒素的排出。

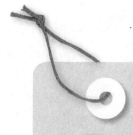

养·生·小·秘·方

解真义，保健康

家中拔罐需注意

- 选择适宜的拔罐工具，拔罐前后要注意罐子的清洁。
- 拔罐时要注意身体的保暖，避免受风着凉。
- 有过饱、过饥、精神亢奋、运动过度或患有严重疾病等状况的人不适宜进行拔罐。
- 拔罐宜选择肌肉较为丰厚的位置。
- 拔罐后可能会出现皮肤潮红等现象，一般为正常现象。
- 拔罐后如出现水泡一般为正常现象，如水泡较大需就医进行处理。

常见疾病的拔罐穴位

- **呼吸系统疾病**：肺俞穴、风门穴。
- **胃肠道疾病**：胃俞穴、脾俞穴、天枢穴、足三里穴。
- **心脑血管疾病**：心俞穴、肾俞穴、肝俞穴。
- **筋骨疾病**：疼痛部位及周边位置。

13 吃饭先喝汤，
肠胃不受伤

　　这句顺口溜提出了健康饮食的顺序——先汤后饭，并指出只有在饭前喝点汤，才能够保养肠胃。

　　在西餐中，头盘开胃菜之后，第二道就会上汤品，不论是蔬菜汤、清汤、奶油汤还是冷汤，只有在上过汤品之后，才会开始上正餐。这样的饮食顺序是最合理的饮食顺序。饭前喝汤就等于是为肠道添加了润滑剂，使食物可以顺利地进入肠胃，有利于消化吸收，具有保护肠胃的作用。

小顺口溜，大学问

　　人体的消化道壁上分布着消化道黏膜，这些黏膜有保护消化道的作用，但是这些黏膜也十分容易被干硬的食物损伤。因此饭前喝点汤可以润滑口腔、食管、胃及大小肠，避免干燥的食物刺激消化道，从而保护了消化道黏膜。另外，汤品进入肠胃之后，跟食物相混合，更有利于食物的消化和吸收。

　　此外，饭前喝汤可以使水分填充在胃肠道中，增加进食后的饱腹感，进而抑制神经中枢，降低食欲，因此十分适合肥胖的人。

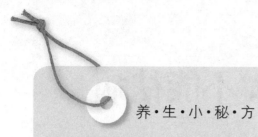

养·生·小·秘·方

 解真义，保健康

饭前喝汤需注意

饭前多久喝汤？通常在正式进餐前20分钟内喝汤有润滑消化道、促进食物消化吸收的作用。喝汤时要注意避免进食过快，以免人体过快产生饱足感，影响正常进食。

饭前喝多少汤

一般来说，饭前喝小半碗汤即可，在早餐前为了补充夜间新陈代谢流失的水分，可以适量地增加喝汤的量。

饭前喝些什么汤

饭前适合喝较为清淡，水分含量丰富的汤品，如清淡的蔬菜汤或开胃的酸甜水果汤等。老火熬制或较为油腻的汤品不适合饭前饮用，以免影响正常的消化吸收。

14 不知药性，不能祛病

这句顺口溜提到中医治疗中"药性"的重要性。药性是中医药学中特有的概念，它是指药物跟治疗疾病有关的所有性质，如气味、性质、功能、毒性、宜忌等。

在中医学的理论中，药物之所以可以治疗疾病，是由于其独特的药性，例如温热性的药物可以治疗寒凉疾病，适合寒性体质的人群使用。性味寒凉的药物十分适宜治疗由于热毒过盛而引起的疾病，适合热性体质的人群使用。

药物的不同性质可以帮助人体调节自身的阴阳平衡和气血失调，使人体恢复健康。如果不注意药物的性质，不注意不同药物的使用禁忌，将温热的药物同寒凉的食物共同使用，就有可能造成药物失效，甚至引发更严重的后果。

小顺口溜，大学问

中医学认为，疾病大多是由于自身阴阳平衡遭到破坏，气血失调所致，而药物正是依赖其特殊的性质，帮助人体扶植正气，进而达到祛除疾病的目的的。

药物的四气

药物的四气是指寒、热、温、凉四种药性，它是通过药物对机体的作用所反映出来的。如果药物能够治疗热性疾病，该药物就属于寒凉性药物；如果药物能够减轻机体的寒性病症，该药物就属于温热性药物。

例如板蓝根就是常见的寒凉性药物，附子就是常见的温热性药物。此外，还有一些药物的性质不明显，归为平性，这类药物常用做补益之用。

药物的五味

药物的五味是指辛、甘、酸、苦、咸五种味道。不同味道的药物有不同的作用：

- **辛味**：具有理气活血的作用，常用于治疗气血凝滞引发的疾病，常见的有红花等。
- **甘味**：具有补中益气的作用，常用于治疗气血两虚引起的疾病，常见的有甘草、党参等。
- **酸味**：具有收敛的作用，常用于治疗人体过虚而引起的出汗、腹泻等病症，常见的有五味子等。
- **苦味**：具有除湿、降热的功效，常用于治疗由于人体湿热而引起的疾病，如便秘、心烦气躁等，常见的有黄连等。
- **咸味**：具有散结、通便的作用，常用于治疗便秘及各种肿块，常见的有芒硝等。

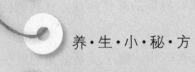

养·生·小·秘·方

解真义，保健康

常见药膳用药的药性

- **人参**：性平，味甘，微苦，用于大补元气，不适合热性体质或患有热性疾病的人群食用。
- **黄芪**：性温，味甘，用于补中益气，可以用于缓解水肿、盗汗等症状，不适合热毒过盛的人群食用，患有风热感冒等症的人也不可食用。
- **桂枝**：性温，味辛、甘，具有祛除风寒等作用，不适宜热性体质的人过量食用。
- **薄荷**：性寒，味辛，有祛除风热的作用，适合用于治疗风热感冒等病症，不适合寒性体质的人过量食用。
- **白术**：性温，味甘、苦，可用于调理脾胃，不适合阴虚体热的人使用。

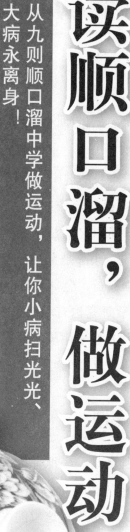

第六章

读顺口溜，做运动

从九则顺口溜中学做运动，让你小病扫光光、大病永离身！

1 身怕不动，脑怕不用

　　这句顺口溜告诉人们想保持身体健康就需要经常运动，想保持头脑灵活就需要经常用用脑。事实上，是否常用脑不仅仅关系着大脑的健康，还关系着全身的健康。

　　药王孙思邈在自己的著作《备急千金要方》中就曾经提到："头者，身之元首，人神之所法，气血精明，三百六十五络，皆上归于头。"也就是说，头部是全身之首，分布着人体主要的经络，如果大脑健康，气血充盈，全身也会健康。

　　西方近代的医学研究也有相似的结果，他们发现在所有人群中，寿命最长的往往是勤于用脑的发明家和科学家等，如著名的发明家爱迪生寿至84岁，远高于当时的平均寿命。

小顺口溜，大学问

　　在古代有"得神者昌，失神者亡"的说法，中医学理论也十分重视大脑对全身健康的影响。在中医学著作《黄帝内经》中就曾经提到"主不明则十二官危"，这里的"主"就是指大脑。这句话的意思是如果大脑衰老了，则全身的健康都会受到威胁，这是由于大脑是五脏六腑的指挥官，大脑的健康如果出了问题，身体器官的正常运行就会受到影响。相反，只有大脑健康，才能够更好地指挥身体各个器官的运行，五脏六腑也才能够维持健康，可以说是"大脑健康，五脏安康"。

大脑是健康的保障，防止大脑衰老的主要方法就是勤于用脑，研究显示，大脑如果长期不用，那么脑细胞就会萎缩，大脑也会逐渐衰老，而勤于用脑的人，大脑中会不断地萌生出新的脑细胞，使大脑获得新生。

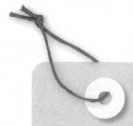

养·生·小·秘·方

解真义，保健康

"脑要勤用"，这是维持大脑健康及全身健康的养生方法，但是用脑时有一些注意事项：

保证充足的睡眠

每天的睡眠时间应当不少于6个小时，以保证疲劳的大脑得到充足的休息。

保持空气流通

注意室内通风，避免长期处于密闭的环境，造成大脑供氧不足，伤及大脑。

注意及时休息

每工作或学习1个小时左右就要休息几分钟，劳逸结合才能保证大脑健康。

适度运动

运动可以刺激神经系统，提高神经系统的活力，有助于大脑的健康。

② 常打太极拳，
   益寿又延年

太极拳是中国人特有的运动方式，它结合了易经的阴阳理论，结合中医经络穴位学说及传统的导引养生方法。这句顺口溜说明了练太极拳的好处。

相传太极拳是武当山的道士张三丰所创，他在修道时看见地上的长蛇蜿蜒扭动身体跟天空的雀鸟相斗，雀鸟虽然灵敏异常，但总是被长蛇以四两拨千斤的方式轻松躲过，张三丰自此受到启发，创造了这种以静制动、以柔克刚的独特拳术。

小顺口溜，大学问

太极拳是刚柔并济的拳术，运动起来宛若行云流水，一气呵成。太极拳的运动较为舒缓，运动量较小，是适合各种人的运动方式，它对健康的益处主要有以下几点：

舒缓精神，调节情绪

太极拳的运动讲究形神合一，其动作连贯畅通，在运动时精神需要高度集中，随着运动的进行，全身肌肉逐渐放松，精神也会逐渐融入身法中，使紧张的情绪得以舒缓。

预防心脑血管疾病

进行太极拳运动时，全身处于较为放松的状态，肌肉舒缓使血管的压力降低，进而促进身体的血液循环，强化心脏功能，使血流通畅。长期打太极拳可以有效改善心血管功能，达到预防心脑血管疾病的目的。

疏通经络，促进气血运行

太极拳的运动涉及头部、手部、腿部、足部、腰部等人体各主要部位，尤其是各个骨关节部位，这些部位正好是经络容易发生堵塞的位置。太极拳可以有效疏通经络，促进气血运行，保持身体健康。

改善骨骼状况

太极拳的运动量不大不小，练习太极拳时，全身的各个肌肉及关节组织都会被调动起来。长期练习可以维持关节灵活性，增进关节活性，增强骨骼健康。

调理脾胃

太极拳中有不少的腰部运动，可以间接地按摩胃部，促进肠胃蠕动，对于调理脾胃有较好的疗效。

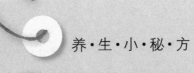

养·生·小·秘·方

解真义，保健康

常打太极拳对于健康大有裨益，但是太极拳想要练好并不简单，对于初学者来说，在学习和练习太极拳的过程中需要注意以下事项：

宜慢不宜快

太极拳是一种慢养生的运动，初学者要注意动作宜慢不宜快，通过舒缓的动作调养脾性、疏通经络，才能达到太极拳的养生作用。

姿势不可强求

在太极拳中，最基本的姿势就是双脚马步状，马步可以刺激双腿血液循环，但是练习马步时不可一蹴而就，以免拉伤肌肉。初学者在练习时要根据自身的情况调整高度。

运动时间要适宜

和其他的剧烈运动相比，太极拳的运动量较小，但是下肢的运动量相对较大，如果运动时间较长，可能会有腿脚酸痛的感觉，因此初学者要根据自身的体质掌握运动时间和运动量。

要想腿不废，
走路往后退

这句顺口溜提出了一种非常态的养生方法——倒走。在传统的神话传说中，有很多倒走也能健步如飞的神仙，而最新的科学研究显示，倒走的方式可以使人体的腰腿等部位得到充分的锻炼。因此倒走及倒跑的运动就在世界各地流传开来，在瑞士、英国等欧洲国家，还会定期举办倒走或倒跑的比赛，鼓励人们参加这种特殊却有益健康的运动。

倒走是骨科一种特殊的物理治疗方式，倒走时，双腿不能像前行时一样自然弯曲，于是增加了膝关节及周围组织的压力，**因此倒走可以锻炼膝关节周围组织，提高其承重力和韧性。**

其次，倒走时人体腰部会自然地挺直或向后仰，使平时较难运动到的脊柱和腰背部得到很好的锻炼，能够缓解腰背部疲劳，增强其抗病力，所以倒走是锻炼腰背部的良好方式。倒走时为了保持平衡，足部的着力较大，因此倒走还可以锻炼足部的肌肉组织，刺激足部的经络。除了对骨骼锻炼外，倒走还可锻炼人体的小脑平衡，疏通背部经络，促进气血运行。

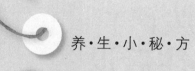

养·生·小·秘·方

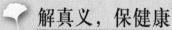

解真义，保健康

倒走的方式和姿势

倒走时要挺胸抬头，目视前方，双手可以叉腰，也可以随着步伐自然摆动。倒走时要先以脚尖着地，再用脚掌或脚后跟着地。

哪些人不适合倒走

患有心脑血管疾病的患者，如高血压、高血脂等患者，不适合进行倒走运动。这是由于倒走时为了保持平衡，会有扭腰扭头的动作，容易造成头部供血不足，导致疾病恶化。此外，年龄过高的人和严重的骨骼疾病患者也不适合采取倒走的方式进行运动。

倒走的注意事项

倒走前要先进行一段时间的准备活动，使全身肌肉得到放松，待身体较为协调时才可以进行倒走运动。此外，倒走要选择在干净平整的运动场地进行运动，最好有旁人看护，以免遇障碍物摔跤。运动的时间以15～20分钟为宜。

4 饭后散步，不进药铺

这句顺口溜是说饭后进行适量的运动可以保养身体。在民间跟它意思相近的顺口溜还有"饭后百步走，活到九十九"等。

古代著名的长寿中医孙思邈寿至101岁，他就是饭后散步养生的实践者。他在自己的书籍《千金方》中就曾经指出"食毕行步，踟蹰则长生"，其中的"踟蹰"就是指饭后散步的意思，此外孙思邈还具体提出饭后散步的方法："平日点心饭后，出门庭行五六十步，中食后，行一二百步，缓缓行，勿令气急。"

饭后散步最主要的益处就是保养脾胃。脾胃是人体健康的根本，它是食物进行消化和吸收的场所，如果脾胃强健，食物中的营养物质就能得到充分的吸收，身体也自然会健康。相反，如果脾胃虚弱，吃下去的食物不能正常消化和吸收，不但不能转化成身体所需的营养物质，反而可能会形成过多的代谢废物，影响健康。

饭后进行散步，可以促进脾胃的运作，帮助脾胃进行消化和吸收。从中医学的角度来说，脾主四肢，也就是说脾跟人体的四肢相对应，活动四肢有调节脾胃的作用，因此饭后适当地缓行可以通过四肢的运动来促进脾胃的运作。

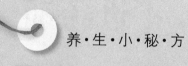

养·生·小·秘·方

解真义，保健康

饭后散步的注意事项

· 饭后散步应当在进食半个小时后进行，以免血液流向四肢，影响食物的消化和吸收。

· 饭后散步的速度不宜过快，时间不宜过长，以5~10分钟为宜。

哪些人不适宜饭后运动

患有高血压、心脏病等心脑血管疾病的人群不适合在饭后进行运动，以免造成心脏和大脑供血不足，影响健康。此外，胃下垂患者也不适合在饭后进行散步，以免加重疾病。

5 手舞足蹈，九十不老

舞蹈是最古老的艺术表达方式之一，在远古时期，人们就会用简单的舞蹈来表达自身的情绪，同时舞蹈也是最古老的健身方式之一，这句顺口溜就是说舞蹈健身的道理。

在春秋时期，就有通过舞蹈来治疗疾病的记载，在《吕氏春秋·古乐篇》提到："远古地阴，凝而多寒，民气郁瘀而滞着，筋骨缩瑟而不达，故作舞以倡导之。"这句话是指远古时期，气候寒冷，人们往往受寒而使气血凝滞，寒气伤及筋骨造成各种疾病，当时人们就用舞蹈来祛除身体的寒气，促进气血运行。

小顺口溜，大学问

舞蹈是通过身体的姿势来表达情绪的艺术形式，不仅可以使人身心愉悦，而且是一种良好的运动养生方式，通过舞蹈可以达到以下这些养生功效：

全面活动肌肉

舞蹈的方式多种多样，大多数舞蹈都会调动全身各个部位的肌肉，如头部、手部、脚部、腰部、肩部等，有时候还包括一些日常生活中较少活动到的部位。因此舞蹈可以全面地活动全身的肌肉，促进筋骨健康。

197

促进心肺功能

舞蹈是有氧运动的方式之一，可以提高心肺功能的耐力，促进人体加快呼吸频率，促进新陈代谢。

调养精神

舞蹈运动通常会和悠扬的音乐相搭配，舞者往往沉浸在音乐和舞蹈的艺术气息之中，可以有效地祛除不良情绪，提高愉悦度，振奋精神，消除压力。

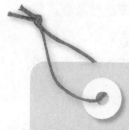

养·生·小·秘·方

 解真义，保健康

不同的舞蹈适合不同的人

身体健康、体质强健、年龄较轻的人可以选择运动量较大，较为激烈的舞蹈，如街舞、爵士舞、拉丁舞、肚皮舞、踢踏舞等；体质较弱的人可以选择运动量较小，较为舒缓的舞蹈，如古典舞、社交舞等。

舞蹈养生的注意事项

· 跳舞前要做好热身运动，避免过大的动作引起扭伤。
· 跳舞时间要根据自身的体质合理安排，通常连续跳舞不宜超过半个小时，以二十分钟左右休息一次为宜，运动时间总共不宜超过1个小时。

· 跳舞时要注意着装，不要穿过硬的鞋，不要穿不方便活动的衣物。

· 在饭后半小时内不适合跳舞。

6 跳绳踢毽，病好一半

这句顺口溜提到两种由古流传至今的运动方法：踢毽子和跳绳。这两种方法都是运动健身的较好选择。

跳绳和踢毽子均历史悠久，在南宋时期，跳绳就成为一种十分流行的体育运动，"白光如轮舞索童，一童舞索一童唱，一童跳入光轮中"就是描述跳绳的场景。

小顺口溜，大学问

踢毽子起源于汉代，在隋唐时期已经十分盛行，清初著名词人陈维崧就曾作过一首词，对踢毽子的情景进行了描述，词中提到的"盈盈态，讶妙逾蹴鞠，巧甚弹棋"就是指女子踢毽子时的优美姿态。

跳绳跳出健康

跳绳是锻炼心脏、提高心肺功能、促进气血运行的有氧运动，可以活动手腕、脚腕、肩膀、手臂等部位，使这些部位的关节保持一定的灵活度，避免骨质疏松等症。同时跳绳还可以消耗脂肪，有效地预防高血脂引起的心脑血管疾病。此外，跳绳还可以促进气血运行，保证气血通畅，提高人体新陈代谢的能力。

踢毽子踢走疾病

《燕京岁时记》中提到踢毽子可以活血御寒，踢毽子的好处不仅仅在于此。踢毽子可以活动到人体的膝关节、踝关节、髋关节等部位，能够提高这些部位的柔韧性和骨骼活性，有利于骨骼健康。

此外，踢毽子时需要眼睛和手脚相配合，可以锻炼人体的敏捷度和协调性，有调节神经、消除压力的作用。**总之，踢毽子可以增强骨骼健康，调节神经功能，活血调气，是运动养生的良方。**

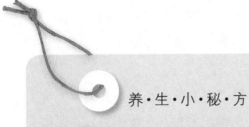

养·生·小·秘·方

解真义，保健康

跳绳的注意事项

· 选择平整宽阔的场地进行运动，以草地或木质地板的场地为宜。
· 跳绳前要注意准备活动，避免踝关节扭伤。
· 跳绳要穿着合适的鞋子，软硬适中。
· 跳绳时间要适宜，每次以不超过半个小时为宜。

踢毽子的注意事项

· 踢毽子前，要先针对全身关节进行暖身。
· 饭后不可立刻进行运动，要等半个小时后再进行活动。
· 踢毽子要循序渐进，初始时要速度较慢，随着运动逐渐加快速度。

7 寿从笔端来

这句顺口溜提到了书画养生的方法。书法和绘画艺术自古就被看做养生健身的两个方式，在民间流传着一段话："梅兰竹菊可养性，书画琴棋益健康；练太极强身健体，舞笔墨延年益寿。"这其中就提到常练书画有益健康。

在古代的《画论》中，就曾经提到书画跟长寿的关系："黄大痴九十面貌如童颜，米友仁八十余神明不衰，无疾无游，盖画中云烟供养也。"它的意思是黄大痴、米友仁等书画名师之所以可以长寿健康，都是由于绘画有调养情绪的作用。除了这两位画家之外，自古书画家就出寿星：欧阳询85岁，柳公权80岁，吴昌硕84岁，张大千84岁，黄宾虹93岁，齐白石97岁……这一长串的寿星名单足以证明"寿从笔端来"。

小顺口溜，大学问

书画被称做纸上的运动，它要求静中有动，精神集中。从养生学的角度来说，常练书画有以下好处：

促进气血运行

作书画免不了活动手腕关节、手肘关节等部位，这些部位正是气血容易瘀积的位置，经常活动这些部位可以促进气血运行，保持经络通畅，具有调和气血、强身健体的作用。

调节心理平衡

写字作画时要求身心合一，排除一切杂念，因此练习书法和绘画有助于祛除不良情绪，消除压力。同时书法和绘画的内容往往具有一定的艺术价值，在艺术创作的过程中还能产生怡情养性的作用，有利于心理健康。

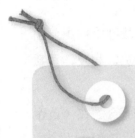

养·生·小·秘·方

解真义，保健康

姿势要端正

写字作画时要采取正确的姿势，双肩持平，上身挺直，必要时可以采取站立的姿势，如此才能在写字作画的同时发挥锻炼的作用。

要挑选书画内容

书画的内容要选择艺术性和文学性较高的，如爱好书法可以临摹名帖，也可以选择自己喜欢的诗句进行书写。若爱好画画，可以选择梅、兰、竹或风景等意境高远的内容。

心态要摆好

对于普通人来说，要重视写字作画的过程，在练习书法和画画的过程中达到养生调神的目的，要把书法绘画的成果放在第二位，不可以过分重视结果，避免本末倒置。

8 人强人欺病，人弱病欺人

这句顺口溜提到体质的重要性，认为人体能否战胜疾病主要由自身的体质所决定，如果体质强健，疾病就易被治愈。相反，体质虚弱，小病也会造成大的威胁。

顺口溜中提到的这个说法同中医学的理论不谋而合。在《黄帝内经》中就有相似的记载："五疫之至，皆向染易，无问大小，病状相似……正气存内，邪不可干，避其毒气。"它的意思是说不论是哪种疾病，只要自身体质强健"正气存内"，就可以避免生病，也可以依靠自身的免疫力战胜疾病。

小顺口溜，大学问

体质是中医学特有的理论，根据《黄帝内经》所述，按照自身体质的不同可以将人分为以下几种主要类型：

平和体质

平和体质的人通常身体健康，阴阳平衡，气血运行通畅，其睡眠、饮食等均较正常。平和体质是最健康的体质之一。

气虚体质

气虚体质的人通常会有气短、乏力、呼吸困难的现象出现，这类人容易出虚汗，并且性格较为内向，脸色苍白，不爱运动。

阴虚体质

阴虚体质的人常常会有自身发热的现象出现，脸色易潮红，容易出现口腔溃疡、口舌干燥等症状，同时会伴有手心足心发热、失眠等。这类人较爱运动，性格较急躁。

阳虚体质

阳虚体质的人常怕冷，有手足冰凉的症状，通常性格较为内向，喜静不喜动。

湿热体质

湿热体质的人往往皮肤较为油腻，容易出现各种皮肤问题，如滋生痘痘、粉刺等。湿热体质的人也容易有狐臭等疾病。

气郁体质

气郁体质的人往往身形较瘦，容易出现失眠、心慌、抑郁等。性格较为内向、敏感。

痰湿体质

痰湿体质的人体形较胖，痰多，容易出现浮肿、困倦等。

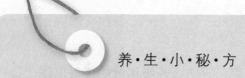

养·生·小·秘·方

解真义，保健康

不同体质的人如果注意养生保养，都可以调和而成为平和体质，达到"人欺病"的目的。

气虚体质

通过深呼吸调节内气，吃糯米、白米、萝卜、山药、马铃薯等补气食物，气虚严重的也可以选用人参、黄芪等补气药物进行调理。

阴虚体质

注意避暑降热，避免食用辛辣刺激的食物，宜吃瓜果蔬菜等清淡食物，也可用山药、枸杞、百合等滋阴药物进行调理。

阳虚体质

注意日常保暖，宜吃温热性食物，避免寒凉食物，可用桂枝、附子等药物进行调理。

湿热体质

避免环境潮湿，注意保持干燥卫生，可选用茯苓、冬瓜、白术等祛湿的食物或药物进行调理。

气郁体质

注意保持心情舒畅，适宜选用萝卜、黄酒、橙子等理气活血之物，也可用丁香、茴香等理气药物进行调理。

痰湿体质

加强运动，避免吃过于油腻的食物，饮食以清淡为主，宜吃雪梨、白果、萝卜、扁豆等具有化痰祛痰作用的食物。

养生在动，动过则损

这句顺口溜提出运动养生时要注意运动不可过量，否则会损害健康。2011年3月3日，在美国篮球高中联赛中，年仅16岁的运动员韦斯·莱昂纳德在观众面前突发心脏病猝死。这并不是个例，在运动史上，很多运动员都是在青壮年就因各种疾病告别人世。

1986年，美国篮球运动员比亚斯在训练后因心脏病猝死，年仅22岁；1988年，美国著名排球运动员海曼在赛场上猝死，年仅31岁；1990年，美国篮球运动员盖特斯在赛场中猝死，年仅32岁；1998年，著名的田径运动员菲斯·乔伊娜在睡梦中猝死，年仅38岁。

根据统计，运动员的平均寿命远远低于一般人，他们发生猝死的概率也是普通人群的2～4倍，这可能是他们运动量过大所造成的。

小顺口溜，大学问

适量的运动可以增强体魄，但是过量的运动则会加速体内新陈代谢的过程，加速体内物质的消耗，进而加速各器官的老化，导致寿命缩短。有研究显示，运动员的平均寿命要比正常人群少10～20年。

运动会促进新陈代谢，但是过量的运动则会使身体的耗氧量迅速增加，产生大量的代谢垃圾，加速身体老化过程。此外，过量的运动也会影响器官的正常运行，导致身体的器官如同永不停息的机器一样加速磨损，从而危及健康。

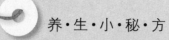

养·生·小·秘·方

解真义，保健康

运动多少才适量

运动是否适量可以用心率作为判断标准，记录自己运动时的心跳数，加上自己的年龄，如果两者的和在170左右，则运动适量；如果远高于170，则说明运动已经过量，需要适当地减少。此外，从中医学的角度来说，运动以微微出汗为最佳，若出汗过多，则说明运动过量。

选择健康的运动方式

有氧运动如爬山、打羽毛球、慢跑、太极拳等都是较为健康的运动方式。无氧运动如举重、短跑、肌力训练等不可过多进行。